全国中医药行业高等教育"十四五"规划教材
全国高等中医药院校规划教材（第十一版）配套用书

经络腧穴学习题集

（第三版）

（供中医学、针灸推拿学、康复治疗学等专业用）

主　编　程　珂（上海中医药大学）
　　　　沈雪勇（上海中医药大学）
副主编（以姓氏笔画为序）
　　　　刘　丹（黑龙江中医药大学）
　　　　刘存志（北京中医药大学）
　　　　张学君（福建中医药大学）
　　　　武　平（成都中医药大学）
　　　　林咸明（浙江中医药大学）
　　　　孟向文（天津中医药大学）
　　　　郝重耀（山西中医药大学）
　　　　徐晓红（长春中医药大学）

中国中医药出版社
·北 京·

图书在版编目（CIP）数据

经络腧穴学习题集/程珂，沈雪勇主编.—3版.—北京：中国中医药出版社，2022.3
全国中医药行业高等教育"十四五"规划教材配套用书
ISBN 978-7-5132-7428-9

Ⅰ.①经… Ⅱ.①程… ②沈… Ⅲ.①经络-中医学院-习题集 ②俞穴（五腧）-
中医学院-习题集 Ⅳ.①R224-44

中国版本图书馆 CIP 数据核字（2022）第 032045 号

中国中医药出版社出版

北京经济技术开发区科创十三街 31 号院二区 8 号楼
邮政编码　100176
传真　010-64405721
河北省武强县画业有限责任公司印刷
各地新华书店经销

开本 787×1092　1/16　印张 13.25　字数 294 千字
2022 年 3 月第 3 版　2022 年 3 月第 1 次印刷
书号　ISBN 978-7-5132-7428-9

定价　49.00 元
网址　www.cptcm.com

服 务 热 线　010-64405510　　微信服务号　**zgzyycbs**
购 书 热 线　010-89535836　　微商城网址　**https：//kdt.im/LIdUGr**
维 权 打 假　010-64405753　　天猫旗舰店网址　**https：//zgzyycbs.tmall.com**

全国中医药行业高等教育"十四五"规划教材
全国高等中医药院校规划教材（第十一版）配套用书

《经络腧穴学习题集》编委会

郁　洁（湖南中医药大学）

封　敏（湖南医药学院）

赵　玲（上海中医药大学）

袁　恺（云南中医药大学）

翟　煦（中国中医科学院）

学术秘书　杨星月（北京中医药大学）

编写说明

本习题集是全国中医药行业高等教育"十四五"规划教材《经络腧穴学》的配套用书，可供中医药高等院校及高职高专等相关专业学生复习时使用，也可作为参加职业中医师资格考试复习的参考书。本习题集以章为单位编排，与《经络腧穴学》教材章次及章名对应一致。每章包括内容提要、重点难点解析和习题以及参考答案。

内容提要部分是对本章内容的高度概括，包括掌握、熟悉的内容。重点难点解析部分编写了学生学习时需要重点掌握的内容。习题部分的题型包括选择题、名词解释、填空题、简答题和论述题、案例分析题。其中选择题包括 A_1、A_2、B 和 X 四种题型，参考国家执业中医师资格考试中《经络腧穴学》部分的内容编写，答题方法如下：

A_1 型题：每道题都有 A、B、C、D 和 E 5 个备选答案，只能从中选择一个最佳答案。

A_2 型题：为病案分析题，每道题都有 A、B、C、D 和 E 五个备选答案，只能从中选择一个最佳答案。

B 型题：每道题由 A、B、C、D、E 5 个备选答案与 2 个题干组成，5 个备选答案在前，题干在后。答题时，要求为每个题干选择 1 个正确答案。每个备选答案可被选择 1 次或 1 次以上。

X 型题：每道题都有 A、B、C、D、E 五个备选答案，至少有两个答案正确。

各章习题内容均出自《经络腧穴学》相应章中，故练习时可参考《经络腧穴学》相应篇章的内容。书后附有模拟试卷两套，内容涉及各篇章，以供学生和读者综合练习之用。

敬请广大同仁和读者在使用过程中，提出宝贵意见和建议，以便再版时修改，不断完善。

《经络腧穴学习题集》编委会
2022 年 3 月

目 录

绪言 第一章 经络概述 ▷▷▷▷

一、内容提要

1. 经络系统，包括十二经脉、奇经八脉、十二经别、十五络脉、十二经筋和十二皮部。十二经脉是经络系统的主干，要重点掌握其名称、分布、走向、流注和衔接规律；奇经八脉，是具有特殊分布和作用的经脉，其与十二经脉的不同之处应予以充分认识。十二经别，是十二经脉在胸、腹腔及头部的内行支脉。十五络脉，是十二经脉在四肢部及躯干前、后、侧三部的外行支脉，两者的异同需掌握。

2. 经络学说不仅在中医基础理论中占有重要地位，经络的作用还体现在中医各科的临床应用中。应掌握经络的作用，熟悉经络学说对临床的指导意义。

二、重点难点解析

1. 十二经脉的名称由手足、阴阳和脏腑三部分组成。手足，表示经脉在上、下肢分布不同，手经表示其外行路线分布于上肢，足经表示其外行路线分布于下肢。脏腑，表示经脉的脏腑属性，阴阳表示经脉的阴阳属性及阴阳气的多寡。

2. 十二经脉在四肢的分布规律是：太阴、阳明在前，厥阴、少阳在中（侧），少阴、太阳在后。在小腿下半部及足部，足厥阴有例外的曲折、交叉情况，即排列于足太阴之前，至内踝上 8 寸处再交叉到足太阴之后而循行于足太阴和足少阴之间。

3. 十二经脉的走向规律是：手三阴经从胸走手，手三阳经从手走头，足三阳经从头走足，足三阴经从足走腹（胸）。

4. 阴经与阳经（表里经）在手足部衔接，阳经与阳经（同名阳经）在头面部衔接，阴经与阴经（手足三阴经）在胸部衔接。

三、习题

（一）选择题

【A₁型题】

1. 循行于腹部的十二经脉由内向外依次是（　　）。

A. 足少阴，足阳明，足厥阴　　　　B. 足阳明，足少阴，足厥阴

C. 足少阴，足太阴，足厥阴　　　　D. 足太阴，足少阴，足厥阴

E. 足少阴，足阳明，足太阴

2. 手足三阴经穴位能治疗头面部疾病主要是因为（   ）。

 A. 经脉与经别的内在联系   B. 阴经与阳经有表里关系

 C. 阴经与阳经有交会关系   D. 心、肝经经脉上达头部

 E. 经脉与络脉的内在联系

3. 以"手足、阴阳、脏腑"命名的是（   ）。

 A. 十二经脉   B. 十五络脉   C. 十二经别

 D. 奇经八脉   E. 十二经筋

4. 手三阴经在上肢内侧的分布规律是（   ）。

 A. 太阴在前，少阴居中，厥阴在后

 B. 太阴在前，厥阴居中，少阴在后

 C. 少阴在前，厥阴居中，太阴在后

 D. 少阴在前，太阴居中，厥阴在后

 E. 厥阴在前，少阴居中，太阴在后

5. 足三阳经在躯干的分布规律是（   ）。

 A. 太阳在前，阳明居中，少阳在后

 B. 太阳在前，少阳居中，阳明在后

 C. 少阳在前，太阳居中，阳明在后

 D. 阳明在前，太阳居中，少阳在后

 E. 阳明在前，少阳居中，太阳在后

6. 下列经脉中有表里关系的是（   ）。

 A. 肝与心   B. 胆与心包   C. 肾与大肠

 D. 心包与三焦   E. 脾与肺

7. 在十二经脉中，阴经与阴经的交接部位是（   ）。

 A. 额头部   B. 头面部   C. 上肢部

 D. 胸部   E. 下肢部

8. 在经络系统中，有"离、入、出、合"特点的是（   ）。

 A. 奇经八脉   B. 十二经筋   C. 十二皮部

 D. 十五络脉   E. 十二经别

9. 同名经的交接部位是（   ）。

 A. 胸   B. 腹   C. 手足

 D. 头面   E. 背部

10. 在心中衔接的经脉是（   ）。

 A. 足厥阴肝经和手太阴肺经 B. 足少阴肾经和手厥阴心包经

 C. 手少阳三焦经和手少阴心经 D. 足太阴脾经与手少阴心经

 E. 手太阴肺经与手厥阴心包经

11. 在无名指处交接的是（   ）。

 A. 手太阳小肠经和手厥阴心包经 B. 手少阳三焦经与手阳明大肠经

　　C. 手少阴心经与手太阳小肠经　　D. 手厥阴心包经与手少阳三焦经

　　E. 手太阴肺经与手阳明大肠经

12. 小肠经和心经衔接于（　　）。

　　A. 小指　　　　　　　　　B. 无名指　　　　　　　C. 中指

　　D. 食指　　　　　　　　　E. 拇指

13. 足厥阴肝经与手太阴肺经衔接于（　　）。

　　A. 心中　　　　　　　　　B. 肺中　　　　　　　　C. 小指

　　D. 大趾　　　　　　　　　E. 头面

14. 手少阳三焦经与足少阳胆经衔接于（　　）。

　　A. 耳旁　　　　　　　　　B. 耳中　　　　　　　　C. 外眦

　　D. 内眦　　　　　　　　　E. 目中

15. 在鼻旁衔接的经脉是（　　）。

　　A. 一对表里经　　　　　　B. 一对同名阳经　　　　C. 一对同名阴经

　　D. 一阴一阳经　　　　　　E. 两条阴经

16. 在食指衔接的经脉是（　　）。

　　A. 手少阴心经和手太阳小肠经　　B. 手少阳三焦经和手厥阴心包经

　　C. 手太阴肺经和手阳明大肠经　　D. 手太阳小肠经和手厥阴心包经

　　E. 手少阳三焦经和手少阴心经

17. 位于胸腹部第一侧线的经脉是（　　）。

　　A. 足太阴脾经　　　　　　B. 足少阴肾经　　　　　C. 足阳明胃经

　　D. 任脉　　　　　　　　　E. 足少阳胆经

18. 位于胸腹部第二侧线的经脉为（　　）。

　　A. 胆经　　　　　　　　　B. 膀胱经　　　　　　　C. 肾经

　　D. 脾经　　　　　　　　　E. 胃经

19. 位于胸腹部第三侧线的经脉为（　　）。

　　A. 胆经　　　　　　　　　B. 膀胱经　　　　　　　C. 肾经

　　D. 脾经　　　　　　　　　E. 胃经

20. 足少阴肾经距腹正中线和距胸正中线分别是（　　）。

　　A. 0.5寸和2寸　　　　　　B. 2寸和0.5寸　　　　　C. 2寸和1寸

　　D. 4寸和2寸　　　　　　　E. 6寸和4寸

21. 足阳明胃经距胸正中线和距腹正中线分别是（　　）。

　　A. 0.5寸和2寸　　　　　　B. 2寸和0.5寸　　　　　C. 2寸和1寸

　　D. 4寸和2寸　　　　　　　E. 6寸和4寸

22. 足太阴脾经距腹正中线和距胸正中线分别是（　　）。

　　A. 0.5寸和2寸　　　　　　B. 2寸和0.5寸　　　　　C. 2寸和1寸

　　D. 4寸和2寸　　　　　　　E. 4寸和6寸

23. 营气从足阳明胃经流注到的经脉是（　　）。

    A. 手太阴肺经　　　　　　　B. 足太阴脾经　　　　C. 足少阳胆经

    D. 足少阴肾经　　　　　　　E. 手太阳小肠经

24. 下列经脉**没有**按照气血循行流注顺序排列的是（　　）。

    A. 胆经、肝经、肺经　　　　B. 心经、小肠经、肾经

    C. 大肠经、胃经、脾经　　　D. 肾经、心包经、三焦经

    E. 三焦经、胆经、肝经

25. 足三阳经的循行规律是（　　）。

    A. 从胸走手　　　　　　　　B. 从足走头　　　　　C. 从头走足

    D. 从足走胸　　　　　　　　E. 从胸走足

26. 十二经脉的别络从本经分出的部位是（　　）。

    A. 腕踝关节以下　　　　　　B. 肘膝关节以下　　　C. 肘膝关节以上

    D. 肩关节、髀枢周围　　　　E. 四肢末端的指、趾部

27. 十五络脉指十二经脉之别络，以及（　　）。

    A. 带脉之络、冲脉之络、脾之大络

    B. 带脉之络、冲脉之络、胃之大络

    C. 任脉络、督脉络、脾之大络

    D. 任脉络、督脉络、胃之大络

    E. 任脉络、督脉络、冲脉之络

28. 下列叙述**错误**的是（　　）。

    A. 任脉别络散布于腹部　　　B. 督脉别络散布于头部

    C. 脾之大络散布于全身　　　D. 大肠经之络脉走向肺经

    E. 心经之络脉走向小肠经

29. 下列对经筋的描述**错误**的是（　　）。

    A. 其循行均起始于四肢末端　　B. 行于体表，不入内脏

    C. 有刚筋、柔筋之分　　　　　D. 手三阴经筋起于贲

    E. 足三阴经筋起于足趾

30. 是正经别行深入体腔的支脉，既加强了十二经脉的内外联系，也加强了经脉所属络的脏腑在体腔深部的联系。具有以上特点的经脉的名称是（　　）。

    A. 十二经脉　　　　　　　　B. 十二经别　　　　　C. 十二经筋

    D. 十二络脉　　　　　　　　E. 奇经八脉

31. 现存最早的经络文献是（　　）。

    A.《灵枢》《素问》　　　　　B.《黄帝内经》《难经》C.《针灸甲乙经》

    D.《脉书》　　　　　　　　　E.《脉经》

32.《十四经发挥》的作者是（　　）。

    A. 皇甫谧　　　　　　　　　B. 孙思邈　　　　　　C. 王惟一

    D. 滑伯仁　　　　　　　　　E. 杨继洲

33.《针经指南》的作者是（　　）。

　　　A. 王执中　　　　　　　　　　　B. 王惟一　　　　　　　C. 滑伯仁
　　　D. 窦默　　　　　　　　　　　　E. 杨继洲

34. 《十四经发挥》的主要蓝本是（　　　）。
　　　A. 《针灸甲乙经》　　　　　　　　B. 《铜人腧穴针灸图经》
　　　C. 《针灸资生经》　　　　　　　　D. 《金兰循经取穴图解》
　　　E. 《针灸大成》

35. 现存最早的针灸学专著是（　　　）。
　　　A. 《内经》《难经》　　　　　　　B. 《灵枢》《素问》　　　C. 《脉经》
　　　D. 《脉书》　　　　　　　　　　　E. 《针灸甲乙经》

36. 我国现存最早的针灸学专著的作者是（　　　）。
　　　A. 杨继洲　　　　　　　　　　　B. 皇甫谧　　　　　　　C. 华佗
　　　D. 李学川　　　　　　　　　　　E. 高武

37. 《针经》是指（　　　）。
　　　A. 马王堆出土的帛书　　　　　　B. 《素问》　　　　　　C. 《灵枢》
　　　D. 《针灸甲乙经》　　　　　　　E. 《针灸大成》

38. 《针灸逢源》的作者是（　　　）。
　　　A. 李学川　　　　　　　　　　　B. 王叔和　　　　　　　C. 华佗
　　　D. 孙思邈　　　　　　　　　　　E. 皇甫谧

39. 《奇经八脉考》的作者为（　　　）。
　　　A. 杨继洲　　　　　　　　　　　B. 高武　　　　　　　　C. 何若愚
　　　D. 李时珍　　　　　　　　　　　E. 孙思邈

40. 手、足三阳经在头部的分布规律是（　　　）。
　　　A. 阳明在前，太阳在侧，少阳在后
　　　B. 太阳在前，少阳在侧，阳明在后
　　　C. 少阳在前，阳明在侧，太阳在后
　　　D. 阳明在前，少阳在侧，太阳在后
　　　E. 太阳在前，阳明在侧，少阳在后

41. 手太阴肺经在上肢的分布是（　　　）。
　　　A. 内侧前廉　　　　　　　　　　B. 外侧前廉　　　　　　C. 内侧中行
　　　D. 外侧后廉　　　　　　　　　　E. 内侧后廉

42. 足三阴经从起始部至内踝上 8 寸段的分布是（　　　）。
　　　A. 太阴在前，厥阴在中，少阴在后
　　　B. 厥阴在前，少阴在中，太阴在后
　　　C. 少阴在前，太阴在中，厥阴在后
　　　D. 厥阴在前，太阴在中，少阴在后
　　　E. 太阴在前，少阴在中，厥阴在后

43. 十二经脉中，阳经与阳经（同名阳经）的交接部位在（　　　）。

A. 头面部   B. 腹部   C. 胸部

D. 四肢外侧   E. 指（趾）部

44. 手太阳小肠经与足太阳膀胱经的交接部位是（　　）。

A. 目外眦   B. 目内眦   C. 目中

D. 目内眦下   E. 目外眦上

45. 沿腹中线旁开5分，胸中线旁开2寸，到达锁骨下缘的经脉是（　　）。

A. 足阳明胃经   B. 手太阴肺经   C. 足少阴肾经

D. 足太阴脾经   E. 足厥阴肝经

46. 与足太阴相表里的经脉是（　　）。

A. 足厥阴   B. 足少阳   C. 足阳明

D. 手太阳   E. 手少阳

47. 手阳明经络于（　　）。

A. 肝   B. 心   C. 脾

D. 肺   E. 肾

48. 按照十二经脉气血流注次序，心包经下接的经脉是（　　）。

A. 手少阳三焦经   B. 手少阴心经   C. 足厥阴肝经

D. 足少阳胆经   E. 足少阴肾经

49. 我国第一部腧穴学专著是（　　）。

A.《黄帝内经》   B.《难经》

C.《铜人腧穴针灸图经》   D.《黄帝明堂经》

E.《针灸甲乙经》

50. 十五别络的组成是（　　）。

A. 十二经别络加上冲脉、任脉、督脉之别络

B. 十二经别络加上任脉、督脉之别络和脾之大络

C. 十二经别络加上脾之大络、胃大络和督脉之络

D. 十二经别络加上胃大络和督脉、任脉之别络

E. 十二经别络加上脾之大络和督脉、冲脉之别络

51. 十二经脉的循行走向错误的是（　　）。

A. 手三阴经从头走手   B. 足三阳经从头走足

C. 手三阴经从胸走手   D. 足三阴经从足走腹（胸）

E. 手三阳经从手走头

52. 十二经脉中相表里的阴经与阳经交接于（　　）。

A. 头部   B. 胸腹部   C. 面部

D. 手足部   E. 上肢部

53. 在上肢内侧面，经脉从前向后分布顺序正确的是（　　）。

A. 肺经、心包经、心经   B. 心包经、心经、肺经

C. 肺经、大肠经、小肠经   D. 大肠经、小肠经、心经

E. 肺经、心经、心包经

54. 在下肢外侧面，从前向后经脉分布顺序正确的是（　　）。

A. 胆经、胃经、肾经　　　　　　　B. 胃经、胆经、膀胱经

C. 胃经、膀胱经、肾经　　　　　　D. 胃经、膀胱经、胆经

55. 外邪由皮毛传入脏腑的途径，依次是（　　）。

A. 络脉→孙络→经脉　　　　　　　B. 孙络→经脉→络脉

C. 经脉→孙络→络脉　　　　　　　D. 络脉→经脉→孙络

E. 孙络→络脉→经脉

56. 《针灸大成》的作者是（　　）。

A. 王焘　　　　　　　　B. 滑伯仁　　　　　　　　C. 杨继洲

D. 汪机　　　　　　　　E. 李时珍

57. 我国第一个针灸铜人铸造于（　　）。

A. 唐代　　　　　　　　B. 宋代　　　　　　　　　C. 元代

D. 明代　　　　　　　　E. 清代

58. 《脉书》记载脉气的运行特点是（　　）。

A. 从四肢部开始　　　　　　　　　B. 从躯干部开始

C. 手足各经脉互相衔接　　　　　　D. 与《内经》中描述的一样

E. 以上都不是

59. 经络理论在临床治疗上的应用**不包括**（　　）。

A. 分经诊络　　　　　　　　　　　B. 分经辨证　　　　　　　C. 循经取穴

D. 药物归经　　　　　　　　　　　E. 经络诊法

60. 下列**不属于**络脉的是（　　）。

A. 任脉络　　　　　　　　　　　　B. 督脉络　　　　　　　　C. 冲脉络

D. 脾之大络　　　　　　　　　　　E. 脾经络脉

61. 多气多血之经是（　　）。

A. 少阳经　　　　　　　　　　　　B. 阳明经　　　　　　　　C. 太阳经

D. 太阴经　　　　　　　　　　　　E. 厥阴经

62. 多血少气之经是（　　）。

A. 足阳明胃经　　　　　　　　　　B. 足少阴肾经　　　　　　C. 足太阳膀胱经

D. 足太阴脾经　　　　　　　　　　E. 足少阳胆经

63. 三焦经在上肢的循行部位是（　　）。

A. 外侧前缘　　　　　　　　　　　B. 内侧中线　　　　　　　C. 外侧后缘

D. 内侧前缘　　　　　　　　　　　E. 外侧中线

64. 按十二经脉的流注次序，肝经向下流注的经脉是（　　）。

A. 膀胱经　　　　　　　　　　　　B. 胆经　　　　　　　　　C. 三焦经

D. 心经　　　　　　　　　　　　　E. 肺经

【B 型题】

A. 任脉与督脉   B. 阴跷脉与阳跷脉

C. 手少阴经脉与手太阳经脉   D. 足少阴经脉与足太阴经脉

E. 手太阴经脉与手少阴经脉

1. 有表里关系的是   答案：（   ）。

2. **无**所属穴位的是   答案：（   ）。

A. 十二经别   B. 十二经脉   C. 奇经八脉

D. 十五络脉   E. 十二经筋

3. 经络系统的主体是   答案：（   ）。

4. **不**进入胸腹腔的是   答案：（   ）。

A. 足太阴脾经与手太阴肺经   B. 足少阴肾经与手厥阴心包经

C. 手太阴肺经与足厥阴肝经   D. 手太阳小肠经与足太阳膀胱经

E. 足少阳胆经与手少阳三焦经

5. 在胸中交接的经脉是   答案：（   ）。

6. 在内眦交接的经脉是   答案：（   ）。

A. 足阳明胃经   B. 手阳明大肠经   C. 手少阴心经

D. 手少阳三焦经   E. 足少阳胆经

7. 与手太阳小肠经交接的经脉是   答案：（   ）。

8. 与手厥阴心包经交接的经脉是   答案：（   ）。

A. 足太阳经别   B. 任脉   C. 足太阳经脉

D. 带脉   E. 手太阴经筋

9. 加强与心和头联系的是   答案：（   ）。

10. 与膈有联系的是   答案：（   ）。

A. 十五络脉   B. 十二皮部   C. 十二经脉

D. 十二经别   E. 十二经筋

11. 均起于四肢末端，不属络脏腑的是   答案：（   ）。

12. 具有"离、入、出、合"分布特点的是   答案：（   ）。

A. 枢儒   B. 害蜚   C. 关蛰

D. 枢持   E. 害肩

13. 阳明皮部名称为   答案：（   ）。

14. 少阴皮部名称为   答案：（   ）。

A. 害肩　　　　　　　　B. 关蛰　　　　　　C. 关枢
D. 枢儒　　　　　　　　E. 枢持

15. 太阳皮部名称　　答案：（　　）。
16. 少阳皮部名称　　答案：（　　）。

A. 手少阴经筋　　　　　B. 足少阴皮部　　　C. 冲脉
D. 手太阳经别　　　　　E. 脾之大络

17. 别道奇行的是　　答案：（　　）。
18. 加强表里及脏腑联系的是　　答案：（　　）。

A. 太阴在前，少阴居中，厥阴在后
B. 太阴在前，厥阴居中，少阴在后
C. 少阴在前，厥阴居中，太阴在后
D. 少阴在前，太阴居中，厥阴在后
E. 厥阴在前，太阴居中，少阴在后

19. 足三阴经在内踝上 8 寸以下的分布规律是　　答案：（　　）。
20. 足三阴经在内踝上 8 寸以上肢体部的分布规律是　　答案：（　　）。

A.《黄帝内经》　　　　　B.《灵枢》　　　　C.《素问》
D.《难经》　　　　　　　E.《针灸大成》

21. 标志着针灸理论形成的书是　　答案：（　　）。
22.《内经》中记载经络最详尽的书为　　答案：（　　）。

A.《扁鹊神应针灸玉龙经》　B.《针经指南》　C.《圣济总录》
D.《明堂灸经》　　　　　　E.《针灸聚英》

23. "飞腾八法"和"灵龟八法"初见于　　答案：（　　）。
24. 明代的针灸专著有　　答案：（　　）。

A.《医学指归》　　　　　B.《针经指南》　　C.《针经》
D.《明堂流注》　　　　　E.《脉书》

25. 将经络与药物结合起来的书为　　答案：（　　）。
26.《九卷》又称　　答案：（　　）。

A.《黄帝针灸甲乙经》　　B.《针经指南》　　C.《难经》
D.《经络分野》　　　　　E.《奇经八脉考》

27. "流注八穴"初见于　　答案：（　　）。
28. 首先提出"奇经八脉"名称的是　　答案：（　　）。

【X 型题】

1. 历史上对针灸学的三次总结分别是（　　）。
   A. 战国、秦、汉时期的《黄帝内经》
   B. 魏晋皇甫谧的《针灸甲乙经》
   C. 明代徐凤的《针灸大全》
   D. 明代杨继洲的《针灸大成》
   E. 清代李学川的《针灸逢源》

2. 经络系统的组成有（　　）。
   A. 十二经脉　　　　　B. 奇经八脉　　　　　C. 十五络脉
   D. 十二经别　　　　　E. 十二皮部

3. 下列叙述正确的是（　　）。
   A. 肺经与大肠经在大拇指衔接
   B. 脾经与心经在心中衔接
   C. 小肠经与膀胱经在目外眦衔接
   D. 大肠经与胃经在鼻旁衔接
   E. 膀胱经与肾经在小趾衔接

4. 从胸走手的经脉包括（　　）。
   A. 手太阴肺经　　　　B. 手阳明大肠经　　　C. 手少阴心经
   D. 手厥阴心包经　　　E. 手太阳小肠经

5. 从头走足的经脉包括（　　）。
   A. 足太阴脾经　　　　B. 足阳明胃经　　　　C. 足少阴肾经
   D. 足少阳胆经　　　　E. 足太阳膀胱经

（二）名词解释

1. 脈
2. 温
3. 脉
4. 一源三歧
5. 经络
6. 浮络
7. 孙络
8. 血络
9. 六合
10. 十四经
11. 奇经八脉
12. 十二经别
13. 十二经筋

14. 十二皮部

15. 关阖枢

16. 分部诊络

17. 药物归经

（三）填空题

1. 《灵枢·海论》十二经脉者，内属于_____，外络于_____。

2. 经络的作用有_____、_____、_____、_____。

3. 经络在临床的应用主要有下列四方面：_____、_____、_____、_____。

4. 四肢部的十二络主要起_____和_____作用。

5. 躯干部的三络主要起_____作用。

6. 经脉的衔接规律是阴经与阳经在_____衔接，阳经与阳经在_____部衔接，阴经与阴经在_____部衔接。

7. 十二经脉的循行走向是手三阳经_____，足三阳经_____。

8. 经络系统包括_____、_____、_____、_____、_____和_____。

9. 十二经脉的名称由_____、_____和_____组成。

10. 阴阳经脉中阴气最盛的为_____，其次为_____，再其次为_____。阳气最盛的为_____，其次为_____，再其次为_____。

11. 互为表里的阴经与阳经对应为三组：_____和_____，_____和_____，_____和_____。

12. 手三阴在上肢的排列，前为_____，中为_____，后为_____。

13. 足三阳在下肢的排列，前为_____，中为_____，后为_____。

14. 足三阴在下肢的排列，至内踝上_____寸处，_____经和_____经交叉后排列为_____在前，_____在中，_____在后。

（四）简答题

1. 简述十二经别与十五络脉有何异同。

2. 举例说明十二经脉在四肢部的分布规律。

3. 何为十二皮部？皮部理论有何临床价值？

（五）论述题

试述分经辨证的临床意义。

参考答案

（一）选择题

【A₁型题】

1. E　2. A　3. A　4. B　5. E　6. D　7. D　8. E　9. D　10. D　11. D　12. A　13. B

14. C　15. B　16. C　17. B　18. E　19. D　20. A　21. D　22. E　23. C　24. B　25. C

26. B　27. C　28. C　29. D　30. B　31. D　32. D　33. D　34. D　35. E　36. B　37. C

38. A　39. D　40. D　41. A　42. D　43. A　44. B　45. C　46. C　47. E　48. A　49. D

50. B　51. A　52. D　53. A　54. B　55. E　56. C　57. B　58. 点　59. A　60. C　61. B

62. C　63. E　64. E

【B型题】

1. C　2. B　3. B　4. D　5. B　6. D　7. C　8. D　9. A　10. E　11. E　12. D　13. B

14. A　15. C　16. E　17. C　18. D　19. E　20. B　21. A　22. B　23. A　24. E　25. A

26. C　27. B　28. C

【X型题】

1. ABD　2. ABCDE　3. BDE　4. ACD　5. BDE

（二）名词解释

1. 脈：是"脉"的异体字，血管之意。

2. 溫：是"脉"的异体字，血管之意。

3. 脉：指血管。

4. 一源三歧：指任、督、冲三脉皆起于胞中，同出会阴而异行。

5. 经络：是气血运行的通道，是脏腑与体表及全身各部的联系通道。

6. 浮络：为浮行于浅表部位的络脉。

7. 孙络：是指络脉中最细小的分支。

8. 血络：肉眼可见的浅表血管，属络脉。

9. 六合：手足三阴三阳经别，按阴阳表里关系组成六对，称为"六合"。

10. 十四经：手足阴阳十二经加上任脉和督脉的总称。

11. 奇经八脉：包括任脉、督脉、冲脉、带脉、阴跻脉、阳跻脉、阴维脉、阳维脉。它们与十二正经不同，既不直属脏腑，又无表里配合关系，"别道奇行"。其具有特殊作用，对其余经络起统率、联络和调节气血盛衰的作用。

12. 十二经别：从十二经脉分出，深入体腔，以加强表里相合关系的支脉。

13. 十二经筋：指与十二经脉相应的筋肉部分，其分布范围与十二经脉大体一致。

14. 十二皮部：指与十二经脉相应的皮肤部分，属十二经脉及其络脉的散布部位。

15. 关阖枢：以门栓、门板和门轴喻三阳三阴经的功能特点。"关"指门栓，"阖"

指门板，"枢"指门轴。三阳中，太阳为关、阳明为阖、少阳为枢。三阴中，太阴为关、厥阴为阖、少阴为枢。

16. 分部诊络：是指诊察皮部血络的色泽，以辨痛、痹、寒、热等。从皮疹辨证，也属于诊络法。

17. 药物归经：把药物按其主治性能归入某经和某几经，它是经络理论在临床应用的一个方面。

（三）填空题

1. 府藏　支节

2. 沟通内外，网络全身　运行气血，协调阴阳　抗御病邪，反映证候　传导感应，调整虚实

3. 经络诊法　分经辨证　循经取穴　药物归经

4. 沟通表里两经　补充经脉循行的不足

5. 渗灌气血

6. 手足　头面　胸

7. 从手走头　从头走足

8. 十二经脉　十二经别　十五络脉　奇经八脉　十二经筋　十二皮部

9. 手足　阴阳　脏腑

10. 太阴　少阴　厥阴　阳明　太阳　少阳

11. 太阴　阳明　少阴　太阳　厥阴　少阳

12. 太阴　厥阴　少阴

13. 阳明　少阳　太阳

14. 8　足厥阴肝　足太阴脾　太阴　厥阴　少阴

（四）简答题

1. 简述十二经别与十五络脉有何异同。

答：十二经别，是从十二经脉另行分出，深入体腔，以加强表里相合关系的支脉。一般十二经别多从四肢肘膝上下的正经分出，分布于胸腹腔和头部，通过"离、入、出、合"的分布特点沟通了表里两经，加强了经脉与脏腑的联系，突出了心和头的重要性，扩大了经脉的循行联系和经穴的主治范围。

十五络脉，是十二经脉在四肢部各分出一络，再加躯干前的任脉络、躯干后的督脉络及躯干侧的脾之大络，共十五条，称"十五络脉"。十二络脉在四肢部从相应络穴分出后均走向相应表里经，主要起沟通表里两经和补充经脉循行不足的作用；躯干部三络则分别分布于身前、身后和身侧，起渗灌气血的作用。

络脉和经别都是经脉的分支，均有加强表里两经的作用，所不同者：经别主内，无所属穴位，也无所主病症；络脉则主外，各有一络穴，并有所主病症，而且络脉按其形状、大小、深浅等的不同又有不同的名称，如"浮络""孙络""血络"。

2. 举例说明十二经脉在四肢部的分布规律。

答：四肢内侧面为阴，外侧面为阳。手足阴经分布于四肢的内侧，手足阳经分布于四肢的外侧。以大指向前、小指向后的体位描述，十二经脉在四肢的分布规律是：太阴、阳明在前，厥阴、少阳在中（侧），少阴、太阳在后。在小腿下半部及足部，足厥阴有例外的曲折、交叉情况，即排列于足太阴之前，至内踝上8寸处再交叉到足太阴之后而循行于足太阴和足少阴之间。

如手三阴经分布于上肢的内侧，其中，上肢内侧面前缘及大指桡侧端为手太阴，上肢内侧面中间及中指桡侧端为手厥阴，上肢内侧面后缘及小指桡侧端为手少阴；手三阳经与之对应分布于上肢的外侧。

足三阴经分布于下肢的内侧。其中，大趾内侧端及下肢内侧面中间转至前缘为足太阴，大趾外侧端及下肢内侧面前缘转至中间为足厥阴，小趾下经足心至下肢内侧面后缘为足少阴。足三阳经则分别对应分布于下肢的外侧前缘、中间及后缘。

3. 何为十二皮部？皮部理论有何临床价值？

答：十二皮部，是指与十二经脉相应的皮肤部分按手足三阴三阳划分，是十二经脉功能活动于体表的反应部位，也是络脉之气散布之所在。由于皮部位于人体最外层，是机体的卫外屏障，所以有抗御外邪、保卫机体和反映病候的作用。皮—络—经—腑—脏，成为疾病传变由外向内的层次；脏腑、经络的病变也可反应到皮部。因此，在临床上的应用，一是通过在皮部的诊察以推断内部的疾病，起到协助诊断的作用；二是在临床上使用皮肤针、刺络、敷贴等法治疗疾病。

（五） 论述题

试述分经辨证的临床意义。

答：经络"内联府藏，外络支节"。全身外至皮肉筋骨，内至五脏六腑，都以经络为纲，分经辨证就是按经络来分析病症。如十二经脉各有"是动则病……"说明本经一旦发生病理变化会出现一系列的病症，包括其循行所过部位的外经病（证），又有其有关的脏腑病（证）；络脉、经筋也各有主病，如手少阴络脉"实，则支膈；虚，则不能言"；手阳明经筋"肩不举，颈不可左右视"等。通过这些病症表现，可以协助临床诊断和指导用穴。皮部之病即经络之病的综合反映，总分为六经病，以反映疾病的性质和传变。一般以十二经为正经，主疾病之常。奇经八脉与各经相交会为十二经的错综组合，其所主病症又有其特殊性质，故而主疾病之变。

通过分经辨证对经气虚实、经气厥逆，甚或经气终厥等证候的观察，可明确病位，了解疾病的性质、程度、发展和预后，对于疾病的诊断和治疗有重要意义。

第二章　腧穴概述 ▷▷▷▷

一、内容提要

1. 腧穴是脏腑经络之气输注出入的特殊部位，腧穴的概念、分类及特定穴和定位方法应重点掌握，并了解腧穴的命名。

2. 腧穴与经络有密切关系。腧穴归于经络，经络属于脏腑，故腧穴与脏腑脉气相通。腧穴在诊断和治疗方面的作用及主治规律应掌握。

二、重点难点解析

1. 腧穴分为经穴、奇穴和阿是穴。经穴中的特定穴包括五输穴、原穴、络穴、郄穴、八脉交会穴、下合穴、背俞穴、募穴、八会穴和交会穴。这些特定穴在十四经中不仅在数量上占有相当的比例，而且在针灸学的基本理论和临床应用方面也有着极其重要的意义，故各类特定穴的定义、分布和临床应用特点均应掌握。

2. 腧穴的作用体现在诊断和治疗两方面，既能反映病症、协助诊断，又能接受刺激、防治疾病。腧穴的治疗作用有三方面的特点，即邻近作用、远道作用和特殊作用。每个腧穴都有较广泛的主治范围，这与其所属经络和所在部位的不同有直接关系。无论腧穴的局部治疗作用，还是对远隔部位的治疗作用，都是以经络学说为依据的，即"经络所通，主治所及"。

3. 腧穴定位法，是指确定腧穴位置的基本方法。确定腧穴位置，要以体表的骨性标志和肌性标志为主要依据，在距离标志较远的部位，则用骨度分寸法。手指同身寸只是对骨度分寸的一种比拟，不能以此为准而不按骨度规定。

三、习题

（一）选择题

【A₁型题】

1. 腧穴可分为（　　）。
    A. 十二经穴、奇穴、阿是穴　　B. 十二经穴、奇穴、特定穴
    C. 十四经穴、特定穴、络穴　　D. 十四经穴、阿是穴、特定穴
    E. 十四经穴、阿是穴、奇穴
2. 《内经》中所记载的经穴数为（　　）。

A. 约 160 个   B. 200 个   C. 309 个

D. 349 个   E. 361 个

3. 《针灸甲乙经》中所载的腧穴有 （　　）。

A. 160 个   B. 349 个   C. 354 个

D. 360 个   E. 361 个

4. 《铜人腧穴针灸图经》的成书年代与作者是 （　　）。

A. 唐代孙思邈   B. 北宋王惟一   C. 晋代皇甫谧

D. 明代杨继洲   E. 元代滑伯仁

5. 五输穴中经气"所行"处为 （　　）。

A. 井穴   B. 荥穴   C. 输穴

D. 经穴   E. 合穴

6. 肾经的原穴为 （　　）。

A. 大陵   B. 太渊   C. 太冲

D. 太溪   E. 太白

7. 根据骨度分寸，眉心至后发际的距离为 （　　）。

A. 3 寸   B. 6 寸   C. 9 寸

D. 12 寸   E. 15 寸

8. 下面的骨度分寸**错误**的是 （　　）。

A. 前发际至后发际 12 寸   B. 两乳头之间 8 寸

C. 髌尖至外踝尖 13 寸   D. 两肩胛骨内侧缘之间 6 寸

E. 歧骨至脐中 8 寸

9. 脾的俞募穴分别是 （　　）。

A. 脾俞、梁门   B. 脾俞、足三里   C. 脾俞、天枢

D. 脾俞、中脘   E. 脾俞、章门

10. 足三阴经腧穴主治病症相同的是 （　　）。

A. 肝病、脾胃病   B. 肾病、脾胃病   C. 肺病、肾病

D. 心胸病   E. 腹部病

11. 五输穴位于 （　　）。

A. 指趾端   B. 腕踝关节附近   C. 肘膝及以下

D. 肘膝以上   E. 四肢部

12. **不属于**八会穴的穴位是 （　　）。

A. 太渊   B. 期门   C. 膈俞

D. 膻中   E. 绝骨

13. 根据骨度分寸法，脐中至耻骨联合上缘为 （　　）。

A. 4 寸   B. 5 寸   C. 6 寸

D. 7 寸   E. 8 寸

14. 根据骨度分寸法，臀横纹至腘横纹为 （　　）。

A. 18 寸　　　　　　　　B. 16 寸　　　　　　　　C. 15 寸

D. 14 寸　　　　　　　　E. 13 寸

15. 下列穴位**不是**络穴的是（　　　）。

　　A. 丰隆　　　　　　　　B. 公孙　　　　　　　　C. 飞扬

　　D. 太溪　　　　　　　　E. 外关

16. 既是八会穴又是合穴的是（　　　）。

　　A. 委中　　　　　　　　B. 委阳　　　　　　　　C. 阳陵泉

　　D. 足三里　　　　　　　E. 太渊

17. 在特定穴中，偏历属于（　　　）。

　　A. 八会穴　　　　　　　B. 络穴　　　　　　　　C. 郄穴

　　D. 原穴　　　　　　　　E. 井穴

18. 下列**不是**郄穴的是（　　　）。

　　A. 孔最　　　　　　　　B. 郄门　　　　　　　　C. 中渚

　　D. 养老　　　　　　　　E. 地机

19. 《灵枢·九针十二原》对五输穴的记载中，"所注"处为（　　　）。

　　A. 井　　　　　　　　　B. 荥　　　　　　　　　C. 输

　　D. 经　　　　　　　　　E. 合

20. 五输穴中"荥"穴多分布于（　　　）。

　　A. 肘、膝关节以上　　　B. 肘、膝关节以下　　　C. 腕、踝关节以上

　　D. 掌指或跖趾关节之前　E. 四肢末端

21. 特定穴中下合穴多分布于（　　　）。

　　A. 下肢踝关节附近　　　B. 上肢腕关节附近

　　C. 下肢膝关节附近及以下　D. 上肢肘关节以下

　　E. 上肢肩关节以下

22. 人体共有郄穴（　　　）。

　　A. 14 个　　　　　　　　B. 15 个　　　　　　　　C. 17 个

　　D. 16 个　　　　　　　　E. 12 个

23. 任、督两脉腧穴主治病证相同的是（　　　）。

　　A. 热病　　　　　　　　B. 头面病　　　　　　　C. 背腰病

　　D. 脏腑病　　　　　　　E. 咽喉病

24. 下列特定穴中治疗急性病证应首先选用（　　　）。

　　A. 原穴　　　　　　　　B. 俞穴　　　　　　　　C. 八会穴

　　D. 八脉交会穴　　　　　E. 郄穴

25. 下列特定穴中，治疗腑病应选用（　　　）。

　　A. 五输穴　　　　　　　B. 原穴　　　　　　　　C. 络穴

　　D. 下合穴　　　　　　　E. 郄穴

26. 下列特定穴中，**不全在**肘、膝关节以下的是（　　　）。

A. 八脉交会穴   B. 五输穴   C. 络穴

D. 八会穴   E. 原穴

27. 治疗表里经疾病，络穴常配伍的特定穴是（   ）。

     A. 郄穴   B. 原穴   C. 俞穴

     D. 募穴   E. 合穴

28. 胫骨内侧髁下方至内踝尖的骨度分寸是（   ）。

     A. 8 寸   B. 9 寸   C. 5 寸

     D. 13 寸   E. 12 寸

29. 腋前纹头至肘横纹的骨度分寸是（   ）。

     A. 12 寸   B. 9 寸   C. 11 寸

     D. 8 寸   E. 7 寸

30. 在背部与两肩胛骨下角相平的是（   ）。

     A. 第 5 胸椎   B. 第 6 胸椎   C. 第 7 胸椎

     D. 第 8 胸椎   E. 第 9 胸椎

31. 根据骨度分寸规定，胸剑联合至脐中之间的长度是（   ）。

     A. 6 寸   B. 6.5 寸   C. 7 寸

     D. 8 寸   E. 9 寸

32. "一夫法"是指（   ）。

     A. 手指同身寸   B. 中指同身寸   C. 拇指同身寸

     D. 横指同身寸   E. 无名指同身寸

33. 八脉交会穴中，与督脉相通的经穴是（   ）。

     A. 列缺   B. 冲阳   C. 后溪

     D. 外关   E. 照海

34. 下列**不属于**八脉交会穴的是（   ）。

     A. 公孙、内关   B. 合谷、委中   C. 后溪、申脉

     D. 列缺、照海   E. 外关、足临泣

35. 三焦的下合穴是（   ）。

     A. 委中   B. 委阳   C. 上巨虚

     D. 下巨虚   E. 天井

36. 下列**不属于**原穴的是（   ）。

     A. 太溪   B. 太渊   C. 太白

     D. 大钟   E. 大陵

37. 下列八脉交会穴中通于任脉的是（   ）。

     A. 列缺   B. 公孙   C. 申脉

     D. 内关   E. 照海

38. 下列**不属于**郄穴的是（   ）。

     A. 郄门   B. 阴郄   C. 阳交

D. 跗阳　　　　　　　　E. 冲阳

39. 下列**不属于**原络配穴的是（　　）。
    A. 太渊、偏历　　　　B. 太溪、飞扬　　　　C. 京骨、大钟
    D. 大陵、通里　　　　E. 冲阳、公孙

40. 下列属于俞募配穴的是（　　）。
    A. 肺俞、太渊　　　　B. 小肠俞、上巨虚　　C. 胃俞、足三里
    D. 心俞、膻中　　　　E. 肺俞、中府

41. 在五输穴中，合穴主要治疗（　　）。
    A. 心下满　　　　　　B. 身热　　　　　　　C. 体重节痛
    D. 喘咳寒热　　　　　E. 逆气而泄

42. 八会穴中的脉会穴是（　　）。
    A. 阳陵泉　　　　　　B. 悬钟　　　　　　　C. 太渊
    D. 膻中　　　　　　　E. 中脘

43. 在五输穴中，荥穴主要治疗（　　）。
    A. 心下满　　　　　　B. 身热　　　　　　　C. 体重节痛
    D. 喘咳寒热　　　　　E. 逆气而泄

44. 有关阿是穴，叙述**不正确**的是（　　）。
    A. 又称为天应穴　　　B. 无固定名称　　　　C. 无固定位置
    D. 可治疗局部病痛　　E. 只有一个穴位

45. 髌尖（膝中）至内踝尖的骨度分寸是（　　）。
    A. 13 寸　　　　　　　B. 14 寸　　　　　　　C. 15 寸
    D. 16 寸　　　　　　　E. 18 寸

46. 在下列特定穴中治疗脏病一般多用（　　）。
    A. 合穴　　　　　　　B. 络穴　　　　　　　C. 背俞穴
    D. 输穴　　　　　　　E. 募穴

47. 下列腧穴中**不是**下合穴的是（　　）。
    A. 足三里　　　　　　B. 阳陵泉　　　　　　C. 委中
    D. 合阳　　　　　　　E. 委阳

48. 下列腧穴中通于阳跷脉的八脉交会穴是（　　）。
    A. 足临泣　　　　　　B. 后溪　　　　　　　C. 外关
    D. 申脉　　　　　　　E. 列缺

49. 膀胱经的络穴是（　　）。
    A. 飞扬　　　　　　　B. 承山　　　　　　　C. 跗阳
    D. 委阳　　　　　　　E. 承筋

50. 心的募穴是（　　）。
    A. 膻中　　　　　　　B. 巨阙　　　　　　　C. 鸠尾
    D. 中庭　　　　　　　E. 中府

51. 下列俞募配穴中**错误**的是（　　）。
    A. 中脘、胃俞　　　　　　B. 关元、小肠俞　　　　　C. 中府、肺俞
    D. 期门、膈俞　　　　　　E. 京门、肾俞

52. 下列五输穴与五行相配，**错误**的是（　　）。
    A. 经渠—金　　　　　　　B. 支沟—火　　　　　　　C. 中渚—土
    D. 侠溪—水　　　　　　　E. 少府—火

53. 根据骨度分寸法，肘横纹至腕掌（背）侧远端横纹为（　　）。
    A. 9 寸　　　　　　　　　B. 12 寸　　　　　　　　C. 14 寸
    D. 13 寸　　　　　　　　E. 8 寸

54. 下面的骨度分寸**错误**的是（　　）。
    A. 肘横纹至腕掌（背）侧远端横纹 12 寸
    B. 歧骨至脐中 9 寸
    C. 股骨大转子至腘横纹 19 寸
    D. 臀沟至腘横纹 14 寸
    E. 腘横纹至外踝尖 16 寸

55. 足三阳经腧穴主治病证相同的是（　　）。
    A. 神志病，热病　　　　　B. 咽喉病，耳病　　　　　C. 口齿病，鼻病
    D. 腹部病　　　　　　　　E. 胸部病

56. 各经荥穴**不正确**的是（　　）。
    A. 脾经大都　　　　　　　B. 肾经太溪　　　　　　　C. 胆经侠溪
    D. 三焦经液门　　　　　　E. 小肠经前谷

57. 下列各经合穴**不正确**的是（　　）。
    A. 心包经曲泽　　　　　　B. 脾经阴陵泉　　　　　　C. 胆经阳陵泉
    D. 小肠经少海　　　　　　E. 肝经曲泉

58. 任脉经穴主治**不包括**（　　）。
    A. 神志病　　　　　　　　B. 下焦病　　　　　　　　C. 虚寒
    D. 中风闭证　　　　　　　E. 中风脱证

59. 下面所列络穴哪些是**错误**的（　　）。
    A. 膀胱经—飞扬　　　　　B. 胆经—绝骨　　　　　　C. 脾经—公孙
    D. 小肠经—支正　　　　　E. 任脉—鸠尾

60. 下列穴位哪些**不是**募穴（　　）。
    A. 日月　　　　　　　　　B. 阳陵泉　　　　　　　　C. 中府
    D. 关元　　　　　　　　　E. 期门

61. 以下八脉交会配穴**不正确**的是（　　）。
    A. 后溪—申脉　　　　　　B. 列缺—照海　　　　　　C. 列缺—申脉
    D. 外关—足临泣　　　　　E. 内关—公孙

62. 下列穴位哪些**不是**募穴（　　）。

    A. 石门   B. 梁门   C. 章门

    D. 期门   E. 京门

63. 脾之大络，名为（   ）。

    A. 天池   B. 俞府   C. 鸠尾

    D. 大包   E. 虚里

64. 心经的原穴是（   ）。

    A. 少府   B. 神门   C. 阴郄

    D. 灵道   E. 通里

【B 型题】

    A. 偏历   B. 光明   C. 公孙

    D. 大钟   E. 飞扬

1. 胆经络穴是   答案：（   ）。

2. 脾经络穴是   答案：（   ）。

    A. 太渊   B. 太溪   C. 太白

    D. 太冲   E. 太阳

3. 足少阴肾经的原穴是   答案：（   ）。

4. 足太阴脾经的输穴是   答案：（   ）。

    A. 1 寸   B. 3 寸   C. 6 寸

    D. 9 寸   E. 12 寸

5. "一夫法"的宽度是   答案：（   ）。

6. 外踝尖至足底折量为   答案：（   ）。

    A. 合谷   B. 大都   C. 京骨

    D. 阳辅   E. 太渊

7. 属于八会穴中脉会穴的是   答案：（   ）。

8. 属于五输穴中输穴的是   答案：（   ）。

    A. 肾经的合水穴   B. 肾经的经金穴   C. 肾经的荥火穴

    D. 肾经的输土穴   E. 肾经的井木穴

9. 太溪是   答案：（   ）。

10. 涌泉是   答案：（   ）。

    A. 金   B. 水   C. 木

    D. 火   E. 土

11. 阴经荥穴的五行配属是   答案：（   ）。

12. 阳经荥穴的五行配属是　　答案：（　　）。

A. 躯干部　　　　　　　B. 头部　　　　　　　　C. 肘膝以下
D. 肘膝以上　　　　　　E. 四肢部

13. 俞、募穴分布在　　答案：（　　）。
14. 八脉交会穴分布在　　答案：（　　）。

A. 3 寸　　　　　　　　B. 9 寸　　　　　　　　C. 16 寸
D. 18 寸　　　　　　　E. 19 寸

15. 股骨大转子至腘横纹的骨度分寸为　　答案：（　　）。
16. 耻骨联合上缘至髌底骨度分寸为　　答案：（　　）。

A. 八会穴　　　　　　　B. 络穴　　　　　　　　C. 郄穴
D. 募穴　　　　　　　　E. 背俞穴

17. 分布在四肢躯干的特定穴是　　答案：（　　）。
18. 分布在胸腹部的特定穴是　　答案：（　　）。

A. 井穴　　　　　　　　B. 荥穴　　　　　　　　C. 输穴
D. 经穴　　　　　　　　E. 合穴

19. 分布在腕踝关节和肘膝关节之间的是　　答案：（　　）。
20. 分布在掌指关节和腕踝关节之间的是　　答案：（　　）。

A. 咽喉病　　　　　　　B. 腹部病　　　　　　　C. 背腰病
D. 胸部病　　　　　　　E. 神志病

21. 手三阴经腧穴共同主治　　答案：（　　）。
22. 足三阳经腧穴共同主治　　答案：（　　）。

A. 奇穴　　　　　　　　B. 络穴　　　　　　　　C. 郄穴
D. 经穴　　　　　　　　E. 阿是穴

23. 有具体的位置和名称，但未归入十四经的腧穴称为　　答案：（　　）。
24. 各经脉在四肢部经气深聚的特定穴是　　答案：（　　）。

A. 胃俞　　　　　　　　B. 阳陵泉　　　　　　　C. 中脘
D. 太渊　　　　　　　　E. 章门

25. 八会穴中的筋会是　　答案：（　　）。
26. 胆经的下合穴是　　答案：（　　）。

A. 公孙、内关　　　　　B. 委中、照海　　　　　C. 后溪、足临泣

D. 合谷、列缺　　　　　E. 外关、申脉

27. 属于八脉交会穴配穴法的是　　答案：（　　）。

28. 属于原络配穴法的是　　答案：（　　）。

A. 公孙　　　　　　　　B. 内关　　　　　　　　C. 后溪

D. 列缺　　　　　　　　E. 足临泣

29. 通督脉的八脉交会穴是　　答案：（　　）。

30. 通阴维脉的八脉交会穴是　　答案：（　　）。

A. 6寸　　　　　　　　 B. 9寸　　　　　　　　 C. 13寸

D. 16寸　　　　　　　　E. 18寸

31. 眉心至大椎穴的骨度分寸为　　　　　答案：（　　）。

32. 胫骨内侧髁下方阴陵泉至内踝尖的骨度分寸为　　答案：（　　）。

A. 骨度分寸法　　　　　B. 手指比量法　　　　　C. 固定标志定位法

D. 活动标志定位法　　　E. 一夫法

33. 张口取耳门、听宫、听会穴运用的是　　答案：（　　）。

34. 两眉中间取印堂运用的是　　答案：（　　）。

A. 160个　　　　　　　 B. 354个　　　　　　　 C. 360个

D. 361个　　　　　　　 E. 365个

35. 《铜人腧穴针灸图经》载穴　　答案：（　　）。

36. 《针灸逢源》载穴　　答案：（　　）。

A. 太渊　　　　　　　　B. 合谷　　　　　　　　C. 后溪

D. 内关　　　　　　　　E. 阳池

37. 既是络穴，又是八脉交会穴的腧穴　　答案：（　　）。

38. 既是原穴，又是八会穴的腧穴　　答案：（　　）。

A. 大杼　　　　　　　　B. 绝骨　　　　　　　　C. 太渊

D. 膈俞　　　　　　　　E. 膻中

39. 骨会　　答案：（　　）。

40. 髓会　　答案：（　　）。

【X型题】

1. 属于背俞穴的是（　　）。

A. 肺俞　　　　　　　　B. 腰俞　　　　　　　　C. 膈俞

D. 厥阴俞   E. 督俞

2. 属于八会穴的穴位是（   ）。
   A. 太渊   B. 期门   C. 膈俞
   D. 膻中   E. 绝骨

3. 下列骨度分寸正确的有（   ）。
   A. 肘横纹至腕掌（背）侧远端横纹 12 寸
   B. 胸剑结合点至脐中 9 寸
   C. 胫骨内侧髁下方至内踝尖 13 寸
   D. 臀沟至腘横纹 14 寸
   E. 腘横纹至外踝尖 16 寸

4. 属于特定穴的有（   ）。
   A. 五输穴   B. 合穴   C. 下合穴
   D. 郄穴   E. 奇穴

5. 主要用于治疗腑病的特定穴有（   ）。
   A. 原穴   B. 背俞穴   C. 下合穴
   D. 募穴   E. 郄穴

6. 分布在躯干的特定穴有（   ）。
   A. 募穴   B. 输穴   C. 郄穴
   D. 下合穴   E. 背俞穴

（二）名词解释

1. 腧穴
2. 经穴
3. 阿是穴
4. 五输穴
5. 原穴
6. 络穴
7. 郄穴
8. 背俞穴
9. 募穴
10. 下合穴
11. 八会穴
12. 八脉交会穴
13. 中指同身寸
14. 一夫法

（三）填空题

1. 腧穴是脏腑经络气血输注于躯体外部的特殊部位，也是疾病的_____和针灸等治法的_____。

2. 腧穴一般可分为_____、_____、_____三类。

3. 腧穴的治疗作用主要有_____、_____、_____三方面。

4.《灵枢·九针十二原》在解释五输穴含义时指出"所出为____，所溜为____，所注为____，所行为____，所入为____"。

5. 胃的背俞穴为_____，募穴为_____。

6. 阴经郄穴多治_____，阳经郄穴多治_____。

7. 八脉交会穴中，公孙通过足太阴脾经与_____相通；内关通过手厥阴心包经与_____相通；公孙配内关能共同治疗_____部病症。

8. 下合穴，即六腑下合穴，是六腑之气下合于_____的六个腧穴。

9. 臀沟至腘横纹，可作_____寸折量。

10. 脐中至耻骨联合上缘（曲骨）的骨度折量为_____寸。

（四）简答题

1. 简述腧穴的治疗作用，并简单举例说明。

2. 简述腧穴的分类及各类腧穴的特点。

3. 何为五输穴？其名称有何含义？

（五）论述题

试述腧穴的含义，及腧穴与经络的关系。

参考答案

（一）选择题

【A₁型题】

1. E 2. A 3. B 4. B 5. D 6. D 7. E 8. C 9. E 10. E 11. C 12. B 13. B
14. D 15. D 16. C 17. B 18. C 19. C 20. D 21. C 22. D 23. C 24. E 25. D
26. D 27. B 28. D 29. B 30. C 31. D 32. D 33. C 34. B 35. B 36. D 37. A
38. E 39. D 40. E 41. E 42. C 43. B 44. E 45. C 46. C 47. D 48. D 49. A
50. B 51. D 52. C 53. B 54. B 55. A 56. B 57. D 58. D 59. D 60. B 61. C
62. B 63. D 64. B

【B型题】

1. B 2. C 3. B 4. C 5. B 6. B 7. E 8. E 9. D 10. E 11. D 12. B 13. A
14. C 15. E 16. D 17. A 18. D 19. D 20. C 21. D 22. E 23. A 24. C 25. B
26. B 27. A 28. D 29. C 30. B 31. E 32. C 33. D 34. C 35. B 36. D 37. D
38. A 39. A 40. B

【X 型题】

1. AD 2. ACDE 3. ACDE 4. ABCD 5. CD 6. AE

（二） 名词解释

1. 腧穴：是脏腑经络之气输注出入的特殊部位。腧穴既是疾病的反应点，也是针灸等治法的刺激点。

2. 经穴：是指归属于经脉的腧穴。经穴有具体的穴名和明确的位置。

3. 阿是穴：又称天应穴、不定穴，通常是指该处既不是经穴，又不是奇穴，只是按压痛点取穴。这类穴既无具体名称，又无固定位置，而是以压痛或其他反应点作为刺灸的部位。

4. 五输穴：十二经脉在肘膝关节以下各有称为井、荥、输、经、合的五个腧穴，合称"五输穴"。有关记载首见于《灵枢·九针十二原》："所出为井，所溜为荥，所注为输，所行为经，所入为合。"这是按经气由小到大，由浅而深所做的排列。

5. 原穴：十二经脉在腕、踝关节附近各有一个腧穴，是脏腑原气留止的部位，称为"原穴"，合称"十二原"。"原"即本原、原气之意。

6. 络穴：指络脉从本经别出之处的穴位。十二经在肘膝关节以下各有一络穴，加上躯干前的任脉络穴、躯干后的督脉络穴和躯干侧的脾之大络，合称"十五络穴"。

7. 郄穴：是各经脉在四肢部经气深聚的部位，大多分布于四肢肘膝关节以下。十二经脉、阴阳跷脉和阴阳维脉各有一郄穴，合为十六郄穴。临床上郄穴常用来治疗本经循行部位及所属脏腑的急性病症。

8. 背俞穴：是指脏腑之气输注于背腰部的腧穴。背俞穴位于腰背部足太阳膀胱经的第一侧线上，大体上依脏腑位置上下排列。背俞穴在临床上主要是用以诊察和治疗与其相应的脏腑病症及与五脏相关的五官九窍、皮肉筋骨等病症。

9. 募穴：脏腑之气结聚于胸腹部的腧穴，称募穴。五脏六腑各有一募穴。募穴部位都接近其脏腑所在，有在正中任脉（单穴），有在两旁各经（双穴）。临床上主要是用以诊察和治疗与其相应的脏腑病症。

10. 下合穴：六腑之气下合于足三阳经的 6 个腧穴，即六腑下合穴。

11. 八会穴：是指与脏、腑、气、血、筋、脉、骨、髓通会的 8 个腧穴

12. 八脉交会穴：是十二经四肢部脉气通向奇经八脉的 8 个腧穴。

13. 中指同身寸：是手指同身寸的一种，是以患者中指屈曲时中节内侧两端纹头之间的距离为 1 寸。

14. 一夫法：以患者第 2~5 指并拢时，中指近侧指间关节横纹水平的 4 指宽度为 3 寸，称"横指同身寸"，又称"一夫法"。

（三） 填空题

1. 反应点 刺激点
2. 经穴 奇穴 阿是穴

3. 邻近作用　远道作用　特殊作用

4. 井　荥　输　经　合

5. 胃俞　中脘

6. 血证　急性疼痛

7. 冲脉　阴维脉　胃、心、胸

8. 足三阳经

9. 14

10. 5

（四）简答题

1. 简述腧穴的治疗作用，并简单举例说明。

答：腧穴的治疗作用主要有以下三个方面。

（1）邻近作用：这是经穴、奇穴和阿是穴所共有的主治作用特点，即腧穴都能治疗其所在部位及邻近部位的病症，如胃部的中脘、建里、梁门等穴，均能治疗胃病。

（2）远道作用：这是经穴，尤其是十二经脉在四肢肘、膝关节以下的腧穴的主治作用特点。这些腧穴不仅能治局部病症，而且能治本经循行所到达的远隔部位的病症，如合谷穴不仅能治上肢病症，而且能治颈部和头面部病症。

（3）特殊作用：除了上述近治和远治作用外，有些腧穴还具有双向调节、整体调整和相对的特异治疗作用。如泄泻时，针刺天枢穴能止泻；便秘时针刺则可通便。有些腧穴还能调治全身性的病症，如合谷、曲池、大椎等可治外感发热。足三里、关元、膏肓俞作为强壮穴，具有提高人体防卫和免疫功能的作用。有些穴位的治疗作用还具有相对的特异性，如至阴穴矫正胎位、内关穴调节心脏功能、阑尾穴治疗阑尾炎等。

2. 简述腧穴的分类及各类腧穴的特点。

答：腧穴一般可分为三类。

（1）经穴：经穴是指归属于经脉的腧穴，有具体的穴名和明确的位置。

（2）奇穴：凡未归入十四经穴范围，而有具体的位置和名称的腧穴，称"经外奇穴"，简称奇穴。奇穴是在"阿是穴"的基础上发展起来的，这类腧穴多为经验效穴，主治范围比较单一，多数对某些病症有特殊疗效。

（3）阿是穴：又称天应穴、不定穴等，通常是指该处既不是经穴，又不是奇穴，只是按压痛点取穴。这类穴既无具体名称，又无固定位置，而是以压痛或其他反应点作为刺灸的部位。

3. 何为五输穴？其名称有何含义？

答：十二经脉在肘膝关节以下各有称为井、荥、输、经、合的五个腧穴，合称"五输穴"。有关记载首见于《灵枢·九针十二原》："所出为井，所溜为荥，所注为输，所行为经，所入为合。"这是按经气由小到大、由浅而深所做的排列。

古人把经气运行过程用自然界的水流由小到大、由浅入深的变化来形容，把五输穴按井、荥、输、经、合的顺序，从四肢末端向肘、膝方向依次排列。"井"穴多位于手足之端，喻作水的源头，是经气所出的部位，即"所出为井"。"荥"穴多位于掌指或跖趾关节之前，喻作水流尚微，萦迂未成大流，是经气流行的部位，即"所溜为荥"。"输"穴多位于掌指或跖趾关节之后，喻作水流由小而大，由浅注深，是经气渐盛，由此注彼的部位，即"所注为输"。"经"穴多位于腕踝关节以上，喻作水流变大，畅通无阻，是经气正盛，运行经过的部位，即"所行为经"。"合"穴位于肘膝关节附近，喻作江河水流汇入湖海，是经气由此深入，进而会合于脏腑的部位，即"所入为合"。因此古人分别将这五个穴位命名为"井、荥、输、经、合"。

（五）　论述题

试述腧穴的含义，及腧穴与经络的关系。

答：腧穴是脏腑经络之气输注出入的特殊部位，也是疾病的反应点和针灸等治法的刺激点。

腧穴与经络有密切关系：腧穴归于经络，经络属于脏腑，故腧穴与脏腑脉气相通。腧穴、经络、脏腑之间密切相关。脏腑的病变可以从经络反应到相应的腧穴，如胃肠疾患的人常在足三里、地机等穴出现压痛过敏，有时并可在第 5 至第 8 胸椎附近触到软性异物；患有肺脏疾患的人，常可以在肺俞、中府等穴有压痛、过敏及皮下结节。因此，临床上常用指压背俞穴、募穴、郄穴、原穴的方法，察其腧穴的压痛、过敏、肿胀、硬结、凉、热及局部肌肉的坚实虚软程度，并审其皮肤的色泽、瘀点、丘疹、脱屑、肌肉的隆起、凹陷等来协助诊断。如果在体表的穴位上施以针或灸，通过针刺、艾灸等对腧穴的刺激以通其经脉，调其气血，使阴阳归于平衡，脏腑趋于和调，从而达到扶正祛邪的目的，就能够治疗相应经络或脏腑的病症。

第三章　　手太阴经络与腧穴 ▷▷▷

一、内容提要

1. 手太阴经络包括经脉、络脉、经别和经筋，要重点掌握《灵枢·经脉》对手太阴经脉循行的记载，熟悉手太阴经脉病候、络脉的循行和病候，以及经别的循行，了解手太阴经筋的循行和病候。

2. 掌握常用手太阴腧穴的定位、归经、主治和操作，熟悉非常用穴的定位和归经；了解穴位的局部层次解剖。

二、重点难点解析

手太阴肺经起于中焦，为十二经脉气血流注的始发经，主要分布于胸前、上肢内侧前缘、拇指桡侧。联系的脏腑、器官有胃、喉咙和气管，属肺，络大肠，在食指与手阳明大肠经相接。手太阴腧穴主要治疗喉、胸、肺及经脉循行部位的其他病症。治疗咳喘常用中府、太渊、鱼际；治疗咯血常用孔最、太渊；治疗咽喉肿痛常用少商、鱼际；治疗热病常用尺泽；治疗头项痛常用列缺。针刺中府应向外斜刺或平刺0.5~0.8寸，不可向内深刺，以免伤及脏器；针刺太渊应注意避开桡动脉。

三、习题

（一）选择题

【A₁型题】

1. 手太阴肺经起于（　　）。
   A. 肺　　　　　　　　　B. 肺脏　　　　　　　　C. 拇指桡侧指甲缘
   D. 拇指桡侧指甲根部　　E. 中焦

2. 手太阴肺经在臑内行于（　　）。
   A. 少阴心主之前　　　　B. 少阴心主之间　　　　C. 少阴心主之后
   D. 少阴心主之内　　　　E. 少阴心主之外

3. 手太阴支脉直出次指（　　）。
   A. 前缘　　　　　　　　B. 后缘　　　　　　　　C. 内廉
   D. 外廉　　　　　　　　E. 上廉

4. 手太阴之别名曰（　　）。

A. 通里   B. 列缺   C. 内关

D. 太渊   E. 孔最

5. 手太阴肺经发生的"厥"为（   ）。

A. 骨厥   B. 骭厥   C. 踝厥

D. 臂厥   E. 阳厥

6. 肺的募穴为（   ）。

A. 侠白   B. 天府   C. 中府

D. 云门   E. 太渊

7. 肺经的郄穴为（   ）。

A. 尺泽   B. 鱼际   C. 中府

D. 孔最   E. 经渠

8. 手太阴肺经在上肢的循行路线是（   ）。

A. 上肢内侧前廉   B. 上肢内侧后廉   C. 上肢外侧前廉

D. 上肢内侧中线   E. 上肢外侧后廉

9. 肺的原穴为（   ）。

A. 中府   B. 太渊   C. 鱼际

D. 少商   E. 列缺

10. 肺经的荥穴为（   ）。

A. 中府   B. 太渊   C. 鱼际

D. 少商   E. 列缺

11. 肘横纹中，位于肱二头肌腱桡侧缘的穴位是（   ）。

A. 天井   B. 曲泽   C. 尺泽

D. 曲池   E. 列缺

12. 针刺时应注意避开血管的是（   ）。

A. 列缺   B. 合谷   C. 血海

D. 太渊   E. 鱼际

13. **不属于**手太阴的腧穴是（   ）。

A. 鱼际   B. 侠白   C. 阳白

D. 少商   E. 云门

14. 天府穴所在经脉的经穴是（   ）。

A. 列缺   B. 鱼际   C. 尺泽

D. 太渊   E. 经渠

15. 云门穴所在经脉的合穴是（   ）。

A. 列缺   B. 鱼际   C. 尺泽

D. 太渊   E. 经渠

16. 以下腧穴属于手太阴经的是（   ）。

A. 少泽   B. 少冲   C. 少商

D. 少海   E. 小海

17. 手太阴经起于中焦，下络于（　　）。

    A. 三焦   B. 大肠   C. 小肠

    D. 胆   E. 胃

18. 以下腧穴**不宜**直刺的是（　　）。

    A. 侠白   B. 鱼际   C. 尺泽

    D. 太渊   E. 中府

19. 手太阴肺经循行的分支处在（　　）。

    A. 列缺   B. 鱼际   C. 尺泽

    D. 太渊   E. 经渠

20. 手太阴肺经在食指端与（　　）衔接。

    A. 三焦经   B. 大肠经   C. 小肠经

    D. 心经   E. 胃经

21. 手太阴肺经的起止穴分别是（　　）。

    A. 少商、中府   B. 中府、商阳   C. 商阳、中府

    D. 中府、少商   E. 商阳、迎香

22. 以下病症**不属于**尺泽穴主治的是（　　）。

    A. 咳血、咽痛   B. 咳嗽、气喘   C. 急性吐泻

    D. 中暑、小儿惊风   E. 齿痛、口眼㖞斜

23. 以下腧穴既可治疗咳嗽、气喘，又可治疗头项疾患的是（　　）。

    A. 列缺   B. 鱼际   C. 尺泽

    D. 太渊   E. 中府

24. 肺的募穴所属的经脉是（　　）。

    A. 任脉   B. 脾经   C. 肺经

    D. 肾经   E. 胃经

25. 下列腧穴在五行配属中，属金的是（　　）。

    A. 少府   B. 大陵   C. 阳溪

    D. 后溪   E. 经渠

26. 尺泽穴位于（　　）。

    A. 肱二头肌腱桡侧缘

    B. 肱二头肌腱尺侧缘

    C. 肱二头肌腱桡侧缘的肘横纹中

    D. 肱二头肌腱尺侧缘的肘横纹中

    E. 肱二头肌腱尺侧缘向外 0.5 寸处

27. 距前正中线旁开 6 寸的腧穴是（　　）。

    A. 云门   B. 天池   C. 不容

    D. 俞府   E. 大横

28. 下列腧穴属于肺经的是（　　　）。

    A. 天府　　　　　　　　　B. 天池　　　　　　　　　C. 天泉

    D. 天髎　　　　　　　　　E. 天牖

29. 手太阴经脉病候**不包括**（　　　）。

    A. "交两手而瞀"　　　　　B. "膨膨而喘咳"　　　　　C. "肺胀满"

    D. "臑臂内前廉痛厥"　　　E. "甚则胸胁支满"

30. 下列经脉，其病候中出现"缺盆中痛"症状的是（　　　）。

    A. 手阳明大肠经　　　　　B. 足少阳胆经　　　　　　C. 手少阳三焦经

    D. 手太阴肺经　　　　　　E. 足阳明胃经

【A₂型题】

1. 患者因肺肾阴虚，虚火妄动，脉络受伤而致咯血。治疗宜取（　　　）。

    A. 孔最　　　　　　　　　B. 梁丘　　　　　　　　　C. 隐白

    D. 曲泽　　　　　　　　　E. 定喘

2. 患者，女，47 岁。反复咳嗽 7 年，咳声重浊，痰色白、量多、质稠，胸闷，苔白腻，脉滑。治疗可用俞募配穴（　　　）。

    A. 三焦俞，石门　　　　　B. 肝俞，期门　　　　　　C. 肺俞，中府

    D. 心俞，巨阙　　　　　　E. 肾俞，京门

【B 型题】

    A. 鱼际　　　　　　　　　B. 中府　　　　　　　　　C. 少商

    D. 太渊　　　　　　　　　E. 侠白

1. 八会穴中的脉会穴是　　答案：（　　　）。

2. 手太阴经脉的输穴是　　答案：（　　　）。

    A. "出于然谷之下"　　　　B. "上出两指之间、循手表腕"

    C. "连目系，上出额"　　　D. "下络大肠"

    E. "入走肺，散之大肠"

3. 手太阴经脉的循行是　　答案：（　　　）。

4. 手太阴经别的循行是　　答案：（　　　）。

    A. 肺经的合穴　　　　　　B. 肺经的经穴　　　　　　C. 肺经的荥穴

    D. 肺经的输穴　　　　　　E. 肺经的井穴

5. 经渠是　　答案：（　　　）。

6. 尺泽是　　答案：（　　　）。

    A. 小便遗数　　　　　　　B. 小便数而欠　　　　　　C. 小便清长

    D. 大便秘结　　　　　　　E. 便溏

7. 手太阴经脉的病候是　　答案：（　　　）。

8. 手太阴络脉的病候是 答案：（ ）。

    A. 金   B. 水   C. 木

    D. 火   E. 土

9. 肺经荥穴的五行配属是 答案：（ ）。

10. 肺经合穴的五行配属是 答案：（ ）。

    A. 小便数而欠   B. 手锐掌热   C. 小便遗数

    D. 息贲   E. 溺色变

11. 属于手太阴经脉"气盛有余"的病候是 答案：（ ）。

12. 属于手太阴经脉"气虚"的病候是 答案：（ ）。

    A. 向上斜刺 0.3~0.5 寸   B. 向外斜刺或平刺 0.5~0.8 寸

    C. 浅刺 0.1~0.2 寸   D. 点刺出血

    E. 原则上不针刺

13. 中府穴正确的操作方法是 答案：（ ）。

14. 列缺穴正确的操作方法是 答案：（ ）。

    A. 不宜直刺   B. 避开颈动脉   C. 避开颈静脉

    D. 避开主动脉   E. 避开桡动脉

15. 太渊穴操作时应注意 答案：（ ）。

16. 中府穴操作时应注意 答案：（ ）。

    A. 太渊   B. 列缺   C. 血海

    D. 经渠   E. 鱼际

17. 属肺经，在腕掌侧远端横纹上 1 寸的穴位是 答案：（ ）。

18. 属肺经，在腕掌侧远端横纹上 1.5 寸的穴位是 答案：（ ）。

【X 型题】

1. 根据《灵枢·经脉》，以下属于手太阴肺经病候的是（ ）。

    A. "交两手而瞀"   B. "臑臂内前廉痛厥"   C. "膨膨而喘咳"

    D. "肺胀满"   E. "肩背痛"

2. 下列腧穴定位准确的有（ ）。

    A. 尺泽在肘横纹中，肱二头肌腱尺侧凹陷中

    B. 孔最在尺泽与太渊连线上，腕横纹上 7 寸处

    C. 太渊在腕掌侧横纹桡侧，桡动脉搏动处

    D. 鱼际约当第一掌骨中点桡侧，赤白肉际处

    E. 少商在手拇指末节尺侧，距指甲角 0.1 寸

3. 关于太渊穴，下列描述正确的是（　　　）。

    A. 在桡动脉搏动处

    B. 在尺骨茎突与舟状骨之间，拇长展肌腱尺侧凹陷中

    C. 八会穴，血会

    D. 主治无脉证

    E. 避开桡动脉，直刺 0.3~0.5 寸

（二）名词解释

1. 肺系

2. 息贲

3. 分间

（三）填空题

1. 手太阴之别，名曰＿＿＿＿＿＿。起于腕上分间，并＿＿＿＿＿＿之经，直入＿＿＿＿＿，散入于＿＿＿＿＿＿。

2. 手太阴肺经循行"从肺系，横出＿＿＿＿＿，下循＿＿＿＿＿内"。

3. 手太阴肺经"其支者从＿＿＿＿＿后，直出＿＿＿＿＿＿内廉，出其端。"

4. 位于前臂的手太阴经穴依次为太渊、＿＿＿＿＿、＿＿＿＿＿、＿＿＿＿＿、尺泽。

5. 手太阴肺经之五输穴为＿＿＿＿＿＿、＿＿＿＿＿＿、＿＿＿＿＿、＿＿＿＿＿、＿＿＿＿＿＿。

（四）简答题

1. 请写出《灵枢·经脉》中手太阴肺经循行原文。

2. 写出手太阴肺经上的特定穴。

（五）病案分析题

李某，男，33岁。主诉：咳嗽已月余。现病史：1个月前感冒，咳嗽不止，痰少而黏，时或干咳无痰，小便正常、大便稍干，舌红苔少而干，脉细。

请针对患者情况，写出针灸处方。要求：

（1）写出至少4个以上的穴位，且穴位须来自至少4条不同的经脉。

（2）请写出上述穴位的归经和取穴方法。

（3）请给出上述穴位的取穴依据。

参考答案

（一）选择题

【A₁型题】

1. E 2. A 3. C 4. B 5. D 6. C 7. D 8. A 9. B 10. C 11. C 12. D 13. C
14. E 15. C 16. C 17. B 18. E 19. A 20. B 21. D 22. E 23. A 24. C 25. E
26. C 27. A 28. A 29. E 30. D

【A₂型题】

1. A 2. C

【B型题】

1. D 2. D 3. D 4. E 5. B 6. A 7. B 8. A 9. D 10. B 11. A 12. E 13. B
14. A 15. E 16. A 17. D 18. B

（二）名词解释

1. 肺系：指气管、喉咙。系，系带、悬系的意思。

2. 息贲：贲，音奔。息贲，古病名，为五积之一，属肺之积。主要症状为胁下有积块而气逆上奔。

3. 分间：分，分肉。分间，即分肉之间。

（三）填空题

1. 列缺　太阴　掌中　鱼际
2. 腋下　臑
3. 腕　次指
4. 经渠　列缺　孔最
5. 少商　鱼际　太渊　经渠　尺泽

（四）简答题

1. 请写出《灵枢·经脉》中手太阴肺经循行原文。

答：肺手太阴之脉，起于中焦，下络大肠，还循胃口，上膈属肺。从肺系，横出腋下，下循臑内，行少阴、心主之前，下肘中，循臂内上骨下廉，入寸口，上鱼，循鱼际，出大指之端。

其支者，从腕后，直出次指内廉，出其端。

2. 写出手太阴肺经上的特定穴。

答：（1）五输穴：少商（井穴）、鱼际（荥穴）、太渊（输穴）、经渠（经穴）、尺泽（合穴）。

（2）八会穴之脉会：太渊。

（3）募穴：中府。

（4）郄穴：孔最。

（5）络穴：列缺。

（6）八脉交会穴（通任脉）：列缺。

（7）原穴：太渊。

（五）病案分析题

参考答案

（1）中府、肺俞、太渊、三阴交、太溪、膏肓等。（肺经上其他非常用穴可酌情给分，肺的临近取穴，如大椎、定喘、风门亦可酌情给分）

（2）归经、定位（略）。

（3）肺俞、中府为肺的背俞穴和募穴，太渊为肺之原穴，三穴配合可宣肃肺气，化痰止咳；三阴交为肝、脾、肾三经之交会穴，疏肝健脾，使肝脾共调，肺气肃降，痰清咳平。证见肺阴亏虚，可配太溪、膏肓滋阴润肺。

第四章　手阳明经络与腧穴 ▷▷▷▷

一、内容提要

1. 手阳明经络包括经脉、络脉、经别和经筋，要重点掌握《灵枢·经脉》对手阳明经脉循行的记载，熟悉手阳明经脉病候、络脉的循行和病候，以及经别的循行，了解手阳明经筋的循行和病候。

2. 掌握常用手阳明腧穴的定位、归经、主治和操作，熟悉非常用穴的定位和归经；了解穴位的局部层次解剖。

二、重点难点解析

手阳明大肠经在食指与手太阴肺经衔接，主要分布于食指、上肢外侧前缘、肩前、颈、颊、鼻旁。联系的脏腑、器官有口、下齿、鼻，属大肠，络肺，在鼻旁与足阳明胃经相接。手阳明腧穴主要治疗头面、五官、咽喉病，神志病，热病及经脉循行部位的其他病症。治疗热病常用商阳、合谷、曲池；治疗头面五官疾病常用合谷；治疗胃肠病常用合谷、曲池；治疗咽喉病可用商阳、合谷；治疗肩臂痛常用合谷、曲池、手三里、臂臑和肩髃；治疗鼻疾常以合谷、迎香为主。

三、习题

（一）选择题

【A₁型题】

1. 手阳明大肠经起于（　　）。
   A. 大指之端　　　　　　B. 小指之端　　　　　　C. 大指次指之端
   D. 中指之端　　　　　　E. 小指次指之端

2. 手阳明经脉在上臂行于（　　）。
   A. 上臑外前廉　　　　　B. 入肘外廉　　　　　　C. 下肘中
   D. 行少阴、心主之前　　E. 上骨下廉

3. 手阳明主（　　）。
   A. 津所生病　　　　　　B. 骨所生病　　　　　　C. 气所生病
   D. 脉所生病　　　　　　E. 筋所生病

4. 手阳明经的病候是（　　）。

A. 目黄   B. 小便数而欠   C. 风寒汗出中风

D. 少气不足以息   E. 溺色变

5. 手阳明络脉的病候是（   ）。

A. 衄蚵   B. 口干   C. 肩前臑痛

D. 大指次指痛不用   E. 龋、聋

6. **不属于**手阳明经脉病候的是（   ）。

A. 颈肿   B. 齿痛   C. 大便难

D. 衄蚵   E. 口干

7. **不属于**手阳明络脉病候的是（   ）。

A. 齿寒   B. 聋   C. 痹膈

D. 龋   E. 喉痹

8. **不属于**手阳明经"是主"病候的是（   ）。

A. 目黄   B. 大指次指痛不用   C. 口干

D. 颈肿   E. 肩前臑痛

9. 属于手阳明经"是动"病候的是（   ）。

A. 颈肿   B. 大指次指痛不用   C. 寒栗不复

D. 脉所过者热肿   E. 龋

10. 属于手阳明经"是主"病候的是（   ）。

A. 肩前臑痛   B. 龋   C. 聋

D. 颈肿   E. 齿痛

11. 属于手阳明经"是主"病候的是（   ）。

A. 聋   B. 痹膈   C. 喉痹

D. 齿寒   E. 龋

12. 手阳明经的合穴是（   ）。

A. 天井   B. 小海   C. 曲池

D. 委中   E. 足三里

13. 手阳明经的输穴是（   ）。

A. 三间   B. 后溪   C. 中渚

D. 陷谷   E. 束骨

14. 手阳明经的荥穴是（   ）。

A. 通谷   B. 前谷   C. 液门

D. 二间   E. 内庭

15. 手阳明经的原穴是（   ）。

A. 阳池   B. 大陵   C. 腕骨

D. 神门   E. 合谷

16. 手阳明经的络穴是（   ）。

A. 内关   B. 外关   C. 偏历

D. 支正　　　　　　　　　　E. 通里

17. 手阳明经的郄穴是（　　）。

A. 温溜　　　　　　　　　B. 会宗　　　　　　　C. 养老

D. 梁丘　　　　　　　　　E. 外丘

18. 手阳明经的末穴是（　　）。

A. 商阳　　　　　　　　　B. 口禾髎　　　　　　C. 天鼎

D. 扶突　　　　　　　　　E. 迎香

19. 手阳明经的首穴是（　　）。

A. 商阳　　　　　　　　　B. 口禾髎　　　　　　C. 天鼎

D. 扶突　　　　　　　　　E. 迎香

20. 在第 2 掌指关节桡侧远端赤白肉际处的腧穴是（　　）。

A. 二间　　　　　　　　　B. 三间　　　　　　　C. 合谷

D. 商阳　　　　　　　　　E. 鱼际

21. 在第 2 掌指关节桡侧近端凹陷中的腧穴是（　　）

A. 二间　　　　　　　　　B. 三间　　　　　　　C. 合谷

D. 商阳　　　　　　　　　E. 鱼际

22. 在鼻翼外缘中点旁，当鼻唇沟中的腧穴是（　　）。

A. 地仓　　　　　　　　　B. 口禾髎　　　　　　C. 天鼎

D. 扶突　　　　　　　　　E. 迎香

23. 腕背侧远端横纹桡侧，桡骨茎突远端，解剖学"鼻烟窝"凹陷中的腧穴是（　　）。

A. 阳溪　　　　　　　　　B. 阳池　　　　　　　C. 阳白

D. 阳关　　　　　　　　　E. 阳交

24. 食指末节桡侧，指甲根角侧上方 0.1 寸的腧穴是（　　）。

A. 少商　　　　　　　　　B. 商阳　　　　　　　C. 中冲

D. 少冲　　　　　　　　　E. 少泽

25. 在前臂，腕背侧远端横纹上 5 寸，阳溪与曲池连线上的腧穴是（　　）。

A. 偏历　　　　　　　　　B. 下廉　　　　　　　C. 手三里

D. 温溜　　　　　　　　　E. 上廉

26. 在前臂，肘横纹下 3 寸，阳溪与曲池连线上的腧穴是（　　）。

A. 偏历　　　　　　　　　B. 下廉　　　　　　　C. 手三里

D. 温溜　　　　　　　　　E. 上廉

27. 在手背，第 2 掌骨桡侧的中点处的腧穴是（　　）。

A. 合谷　　　　　　　　　B. 三间　　　　　　　C. 二间

D. 中渚　　　　　　　　　E. 液门

28. 在前臂，肘横纹下 2 寸，阳溪与曲池连线上的腧穴是（　　）。

A. 偏历　　　　　　　　　B. 下廉　　　　　　　C. 手三里

D. 温溜　　　　　　　　　E. 上廉

29. 在肘横纹外侧端，尺泽与肱骨外上髁连线的中点处的腧穴是（　　）。
    A. 曲泽　　　　　　　　B. 曲池　　　　　　　　C. 小海
    D. 天井　　　　　　　　E. 少海

30. 在胸锁乳突肌区，横平喉结，胸锁乳突肌前、后缘中间的腧穴是（　　）。
    A. 天鼎　　　　　　　　B. 扶突　　　　　　　　C. 巨骨
    D. 人迎　　　　　　　　E. 水突

31. "四总穴歌"涉及手阳明经的腧穴是（　　）。
    A. 足三里　　　　　　　B. 委中　　　　　　　　C. 列缺
    D. 合谷　　　　　　　　E. 三阴交

32. **不宜**深刺的是（　　）。
    A. 手五里　　　　　　　B. 手三里　　　　　　　C. 温溜
    D. 肩髃　　　　　　　　E. 扶突

33. 在臂部，曲池上7寸，三角肌前缘处的腧穴是（　　）。
    A. 肩髃　　　　　　　　B. 臑会　　　　　　　　C. 肩髎
    D. 肩贞　　　　　　　　E. 臂臑

34. 孕妇慎用的是（　　）。
    A. 肩髎　　　　　　　　B. 合谷　　　　　　　　C. 列缺
    D. 臂臑　　　　　　　　E. 扶突

35. **不宜**直刺的是（　　）。
    A. 迎香　　　　　　　　B. 扶突　　　　　　　　C. 肩髃
    D. 手三里　　　　　　　E. 温溜

36. 治疗滞产，应首选（　　）。
    A. 合谷　　　　　　　　B. 太冲　　　　　　　　C. 足三里
    D. 血海　　　　　　　　E. 至阴

37. 根据本经子母补泻取穴法，大肠经实证应选用（　　）。
    A. 二间　　　　　　　　B. 厉兑　　　　　　　　C. 曲池
    D. 商阳　　　　　　　　E. 足通谷

38. 下列属于表里经配穴的是（　　）。
    A. 咳嗽取尺泽、鱼际　　B. 感冒取列缺、合谷
    C. 膝痛取阳陵泉、阴陵泉　D. 胃痛取中脘、内庭
    E. 痛经取地机、隐白

39. 以下有关合谷穴归类**错误**的是（　　）。
    A. 四总穴之一　　　　　B. 十二原穴之一　　　　C. 十三鬼穴之一
    D. 回阳九针之一　　　　E. 马丹阳治杂病十二穴之一

40. "入耳，合于宗脉"的是（　　）。
    A. 手阳明经脉　　　　　B. 手阳明络脉　　　　　C. 手阳明经别
    D. 手阳明经筋　　　　　E. 手太阴经脉

41. 手阳明经脉**未联系**到的脏腑或器官是（　　）。
   A. 口 　　　　　　　B. 齿 　　　　　　　C. 鼻
   D. 大肠 　　　　　　E. 眼

42. 十二经脉中，多气多血之经是（　　）。
   A. 足厥阴肝经 　　　B. 足太阳膀胱经 　　C. 手阳明大肠经
   D. 足少阳胆经 　　　E. 手少阴心经

【A₂型题】

1. 患者外感风寒，咽喉赤肿疼痛，吞咽困难，咽干，咳嗽。治疗宜取（　　）。
   A. 合谷 　　　　　　B. 内庭 　　　　　　C. 太溪
   D. 手三里 　　　　　E. 廉泉

2. 患者，男，24岁。2天前出现右侧面部肌肉板滞、麻木、额纹消失，眼裂变大，鼻唇沟变浅，口角下垂歪向左侧。治疗时除选面部穴位，另宜取（　　）。
   A. 足三里 　　　　　B. 合谷 　　　　　　C. 昆仑
   D. 曲池 　　　　　　E. 太溪

3. 患者近日因过食酸甜而致牙痛发作。治疗宜取（　　）。
   A. 外关 　　　　　　B. 合谷 　　　　　　C. 风池
   D. 太溪 　　　　　　E. 上关

4. 患者近日鼻塞，鼻流浊涕，嗅觉减退。治疗宜取（　　）。
   A. 曲池 　　　　　　B. 太渊 　　　　　　C. 少商
   D. 大椎 　　　　　　E. 迎香

5. 患者，男，右前臂皮肤异常瘙痒，突发成片大小不一、形状不一的淡红色瘙痒性疹块，高起皮肤，边界清楚，消退亦快，时隐时现。治疗宜取（　　）。
   A. 足三里 　　　　　B. 曲泽 　　　　　　C. 尺泽
   D. 曲池 　　　　　　E. 风门

【B型题】
   A. 合谷 　　　　　　B. 三间 　　　　　　C. 手三里
   D. 手五里 　　　　　E. 阳辅

1. 手阳明经的原穴是 　　答案：（　　）。
2. 五输穴中的输穴是 　　答案：（　　）。

   A. 循臂上廉，入肘外廉　B. 上循臂，乘肩髃　　C. 上循喉咙，出缺盆
   D. 别于肩髃，入柱骨　　E. 上循臂，上结于肘外

3. 手阳明经脉的循行是 　　答案：（　　）。
4. 手阳明络脉的循行是 　　答案：（　　）。

   A. 去腕三寸，别走太阴　B. 上循臂，上结于肘外　C. 从缺盆上颈，贯颊
   D. 上曲颊偏齿　　　　　E. 别于肩髃，入柱骨

5. 手阳明经脉的循行是　　答案：(　　　)。

6. 手阳明经别的循行是　　答案：(　　　)。

A. 所过者支痛及转筋　　B. 颈不可左右视　　C. 齿痛

D. 肩不举　　E. 痹膈

7. 手阳明经脉的病候是　　答案：(　　　)。

8. 手阳明络脉的病候是　　答案：(　　　)。

A. 金　　B. 水　　C. 木

D. 火　　E. 土

9. 手阳明经荥穴的五行配属是　　答案：(　　　)。

10. 手阳明经合穴的五行配属是　　答案：(　　　)。

A. 齿寒、痹膈　　B. 寒栗不复　　C. 脉所过者热肿

D. 肩不举　　E. 龋、聋

11. 手阳明络脉实证的病候是　　答案：(　　　)。

12. 手阳明络脉虚证的病候是　　答案：(　　　)。

A. 齿寒　　B. 齿痛　　C. 聋

D. 鼽衄　　E. 颈不可左右视

13. 手阳明经脉的"是动"病候是　　答案：(　　　)。

14. 手阳明经脉的"是主"病候是　　答案：(　　　)。

A. 齿痛　　B. 寒栗不复　　C. 脉所过者热肿

D. 颈肿　　E. 齿寒

15. 手阳明经脉"气有余"的病候是　　答案：(　　　)。

16. 手阳明经脉"虚"的病候是　　答案：(　　　)。

A. 点刺　　B. 叩刺　　C. 深刺

D. 直刺　　E. 拔罐

17. 商阳穴常规的操作方法是　　答案：(　　　)。

18. 二间穴常规的操作方法是　　答案：(　　　)。

A. 直刺　　B. 平刺或斜刺　　C. 点刺

D. 深刺　　E. 瘢痕灸

19. 迎香穴正确的操作方法是　　答案：(　　　)。

20. 口禾髎穴正确的操作方法是　　答案：(　　　)。

A. 肘横纹下 4 寸　　　　B. 肘横纹下 3 寸　　　　C. 肘横纹下 1 寸

D. 腕横纹上 4 寸　　　　E. 腕横纹上 3 寸

21. 上廉穴位于　　答案：(　　　)。
22. 下廉穴位于　　答案：(　　　)。

A. 肘横纹下 4 寸　　　　B. 肘横纹下 3 寸　　　　C. 肘横纹下 2 寸

D. 曲池上 7 寸　　　　E. 曲池上 3 寸

23. 手五里穴位于　　答案：(　　　)。
24. 手三里穴位于　　答案：(　　　)。

A. 腕横纹上 3 寸　　　　B. 曲池上 1 寸　　　　C. 曲池上 3 寸

D. 曲池上 4 寸　　　　E. 腕横纹上 5 寸

25. 温溜穴位于　　答案：(　　　)。
26. 偏历穴位于　　答案：(　　　)。

A. 鼻孔外缘直下，平水沟穴

B. 鼻孔外缘直下，平口角

C. 瞳孔直下，平水沟穴

D. 在鼻翼外缘中点旁，当鼻唇沟中

E. 在鼻翼外缘下方，当鼻唇沟中

27. 迎香穴位于　　答案：(　　　)。
28. 口禾髎穴位于　　答案：(　　　)。

A. 咳喘　　　　B. 手腕痛　　　　C. 瘾疹

D. 无汗多汗　　　　E. 惊悸怔忡

29. 曲池穴的主治是　　答案：(　　　)。
30. 阳溪穴的主治是　　答案：(　　　)。

【X 型题】

1. 根据《灵枢·经脉》，手阳明大肠经循行所过的部位有 (　　　)。

A. 上入两筋之中　　　　B. 循臂上廉　　　　C. 出髃骨之前廉

D. 入下齿中　　　　E. 入上齿中

2. 根据《灵枢·经脉》，以下属于手阳明大肠经病候的是 (　　　)。

A. 目黄　　　　B. 口干　　　　C. 喉痹

D. 胸满　　　　E. 肩背痛

3. 下列腧穴定位准确的有 (　　　)。

A. 三间位于第 2 掌指关节桡侧远端凹陷中

B. 偏历在阳溪与曲池连线上，腕背侧远端横纹上 3 寸处

C. 手五里在肘横纹下2寸，阳溪与曲池连线上

D. 扶突在胸锁乳突肌前、后缘中间，横平喉结

E. 商阳在手食指末节尺侧，距指甲角0.1寸

4. 关于偏历穴，下列描述正确的是（　　　）。

A. 络穴

B. 腕背侧远端横纹上4寸，阳溪与曲池连线上

C. 主治水肿、小便不利

D. 主治腹痛

E. 孕妇禁针

5. 下列穴位中，属于手阳明大肠经的是（　　　）。

A. 阳溪 　　　　　　B. 上廉 　　　　　　C. 下廉

D. 阳谷 　　　　　　E. 水突

（二）名词解释

1. 宗脉

2. 寒栗不复

3. 喉痹

4. 痹膈

5. 鼽衄

（三）填空题

1. 手阳明经在上臂的腧穴依次为曲池、_____、_____、_____和_____。

2. 手阳明经脉"其支者，从缺盆上_____，贯_____，入_____中。"

3. 手阳明经脉病候"气有余，则当脉所过者_____；虚，则_____。"

4. 手阳明络脉其病实，则_____、_____；虚，则_____、_____，取之所别也。

5. 手阳明经脉"……上入两筋之中，循_____，入_____，上_____，上肩，……"

6. 手阳明经共有_____个腧穴，首穴是_____，末穴是_____。

（四）简答题

1. 请写出《灵枢·经脉》中手阳明大肠经循行原文。

2. 写出手阳明大肠经上的特定穴。

参考答案

（一）选择题

【A₁型题】

1. C 2. A 3. A 4. A 5. E 6. C 7. E 8. D 9. A 10. A 11. C 12. C 13. A
14. D 15. E 16. C 17. A 18. E 19. A 20. A 21. B 22. E 23. A 24. B 25. D
26. E 27. A 28. C 29. B 30. B 31. D 32. E 33. E 34. B 35. A 36. A 37. A
38. B 39. C 40. B 41. E 42. C

【A₂型题】

1. A 2. B 3. B 4. E 5. D

【B型题】

1. A 2. B 3. A 4. B 5. C 6. E 7. C 8. E 9. B 10. E 11. E 12. A 13. B
14. D 15. C 16. B 17. A 18. D 19. B 20. B 21. A 22. A 23. E 24. C 25. E
26. A 27. D 28. A 29. C 30. B

【X型题】

1. ABCD 2. ABC 3. BD 4. AC 5. ABC

（二）名词解释

1. 宗脉：意指总脉、大脉。耳中为手少阳、足少阳、手太阳脉所总会。
2. 寒栗不复：发冷颤抖，难以回温。
3. 喉痹：指咽喉肿痛，壅闭不通。
4. 痹膈：指胸膈痹阻。
5. 鼽衄：鼽，为鼻流清涕。衄，指鼻出血。

（三）填空题

1. 肘髎　手五里　臂臑　肩髃
2. 颈　颊　下齿
3. 热肿　寒栗不复
4. 龋聋　齿寒　痹膈
5. 臂上廉　肘外廉　臑外前廉
6. 20　商阳　迎香

（四）简答题

1. 请写出《灵枢·经脉》中手阳明大肠经循行原文。

答：大肠手阳明之脉，起于大指次指之端，循指上廉，出合谷两骨之间，上入两筋之中，循臂上廉，入肘外廉，上臑外前廉，上肩，出髃骨之前廉，上出于柱骨之会上，下入缺盆，络肺，下膈，属大肠。

其支者，从缺盆上颈，贯颊，入下齿中；还出挟口，交人中，左之右、右之左，上挟鼻孔。

2. 写出手阳明大肠经上的特定穴。

答：（1）五输穴：商阳（井穴）、二间（荥穴）、三间（输穴）、阳溪（经穴）、曲池（合穴）。

（2）原穴：合谷。

（3）络穴：偏历。

（4）郄穴：温溜。

第五章　足阳明经络与腧穴　▷▷▷▷

一、内容提要

1. 足阳明经络包括经脉、络脉、经别和经筋，要重点掌握《灵枢·经脉》对足阳明经脉循行的记载，熟悉足阳明经脉病候、络脉的循行和病候，以及经别的循行，了解足阳明经筋的循行和病候。

2. 掌握常用足阳明腧穴的定位、归经、主治和操作，熟悉非常用穴的定位和归经；了解穴位的局部层次解剖。

二、重点难点解析

足阳明胃经在鼻旁与手阳明大肠经衔接，主要分布于头面、胸腹第二侧线、下肢外侧前缘及足中趾、第 2 趾和大趾。联系的脏腑、器官有鼻、目、上齿、口唇、喉咙和乳房，属胃，络脾，在足大趾与足太阴脾经相接。足阳明腧穴主要治疗胃肠、头面、五官病，神志病及经脉循行部位的其他病症。治疗胃肠病常用天枢、梁门、足三里、上巨虚、下巨虚、梁丘和内庭；治疗头面五官疾病常用地仓、颊车、四白、头维、下关、内庭和解溪；治疗神志病常用足三里、解溪和厉兑。丰隆有祛痰的功能；水道有利水的功能；足三里有强身保健的作用。针刺承泣应嘱患者闭目，医者押手轻轻固定眼球，刺手持针，于眶下缘和眼球之间缓慢直刺 0.5~1 寸，不可刺入太深；不宜提插捻转，以防刺破血管引起血肿；出针后以棉签按压针孔片刻，以防出血。胸部穴应斜刺或平刺，不宜深刺，避免伤及心肺。

三、习题

（一）选择题

【A₁型题】

1. 足阳明胃经的首穴是（　　　）。
   A. 大包　　　　　　　　B. 睛明　　　　　　　　C. 承泣
   D. 四白　　　　　　　　E. 厉兑

2. 入上齿中，还出挟口的经脉是（　　　）。
   A. 手阳明大肠经　　　　B. 足阳明胃经　　　　　C. 督脉
   D. 足厥阴肝经　　　　　E. 足太阳膀胱经

3. 在胸部，距前正中线旁开 4 寸的经脉是（　　）。

    A. 足太阴脾经　　　　　　B. 足少阴肾经　　　　　　C. 足阳明胃经

    D. 足厥阴肝经　　　　　　E. 足太阳膀胱经

4. 分布在腹部的阳经经脉有（　　）。

    A. 足少阳胆经　　　　　　B. 足阳明胃经　　　　　　C. 手阳明大肠经

    D. 手太阳小肠经　　　　　E. 足太阳膀胱经

5. 在腹部从前正中线由内向外，经脉的排列顺序为（　　）。

    A. 任脉、足阳明胃经、足太阴脾经、足少阴肾经

    B. 任脉、足少阴肾经、足阳明胃经、足太阴脾经

    C. 任脉、足太阴脾经、足阳明胃经、足少阴肾经

    D. 任脉、足少阴肾经、足太阴脾经、足阳明胃经

    E. 任脉、足少阴肾经、足厥阴肝经、足太阴脾经

6. 大肠募穴位于（　　）。

    A. 手阳明大肠经上　　　　B. 足阳明胃经上　　　　　C. 足太阴脾经上

    D. 足厥阴肝经上　　　　　E. 足少阴肾经上

7. 归来穴位于（　　）。

    A. 脐中下 1 寸，距前正中线 4 寸

    B. 脐中下 2 寸，距前正中线 2 寸

    C. 脐中下 3 寸，距前正中线 4 寸

    D. 脐中下 4 寸，距前正中线 2 寸

    E. 脐中下 5 寸，距前正中线 4 寸

8. 伏兔穴位于（　　）。

    A. 髀枢与腘横纹的连线上，髌底上 4 寸

    B. 髂前上棘与髌底内侧端的连线上，髌底上 5 寸

    C. 髂前上棘与髌底外侧端的连线上，髌底上 6 寸

    D. 髂前上棘与髌底外侧端的连线上，髌底上 8 寸

    E. 髂嵴高点与髌底外侧端的连线上，髌底上 4 寸

9. 解溪穴位于（　　）。

    A. 足背最高处，踇长伸肌腱与趾长伸肌腱之间

    B. 踝关节前面中央凹陷中，踇长伸肌腱与趾长伸肌腱之间

    C. 踝关节前面中央凹陷中，踇短伸肌腱与趾短伸肌腱之间

    D. 足背最高处，踇短伸肌腱与趾长伸肌腱之间

    E. 踝关节前面中央凹陷中，踇长伸肌腱与趾短伸肌腱之间

10. 足三里穴位于（　　）。

    A. 梁丘穴下 3 寸　　　　　B. 上巨虚穴上 2 寸　　　　C. 犊鼻穴下 3 寸

    D. 下巨虚穴上 2 寸　　　　E. 阳陵泉穴下 3 寸

11. 属于足阳明胃经末穴的是（　　）。

　　　　A. 天枢　　　　　　　　B. 承泣　　　　　　　C. 厉兑

　　　　D. 隐白　　　　　　　　E. 头维

12. 足阳明胃经穴位的总数是（　　）。

　　　　A. 21　　　　　　　　　B. 27　　　　　　　　C. 44

　　　　D. 45　　　　　　　　　E. 67

13. 冲阳穴属于足阳明胃经的（　　）。

　　　　A. 原穴　　　　　　　　B. 络穴　　　　　　　C. 井穴

　　　　D. 郄穴　　　　　　　　E. 合穴

14. 属于足阳明胃经原络配穴法的穴组是（　　）。

　　　　A. 太渊、偏历　　　　　B. 太溪、飞扬　　　　C. 京骨、大钟

　　　　D. 冲阳、公孙　　　　　E. 丘墟、地五会

15. 八会穴中的腑会穴是（　　）。

　　　　A. 中府　　　　　　　　B. 中脘　　　　　　　C. 中庭

　　　　D. 梁门　　　　　　　　E. 神阙

16. 属于足阳明胃经郄穴的是（　　）。

　　　　A. 条口　　　　　　　　B. 犊鼻　　　　　　　C. 神门

　　　　D. 梁丘　　　　　　　　E. 金门

17. 属于足阳明胃经络穴的是（　　）。

　　　　A. 条口　　　　　　　　B. 上巨虚　　　　　　C. 丰隆

　　　　D. 足三里　　　　　　　E. 下巨虚

18. 属于足阳明胃经下合穴的是（　　）。

　　　　A. 下巨虚　　　　　　　B. 上巨虚　　　　　　C. 足三里

　　　　D. 委中　　　　　　　　E. 飞扬

19. 气舍穴所属经脉是（　　）。

　　　　A. 脾经　　　　　　　　B. 胃经　　　　　　　C. 肾经

　　　　D. 任脉　　　　　　　　E. 胆经

20. 下列穴位需闭口进针的是（　　）。

　　　　A. 耳门　　　　　　　　B. 听会　　　　　　　C. 听宫

　　　　D. 下关　　　　　　　　E. 金津

21. 乳中穴所属经脉是（　　）。

　　　　A. 任脉　　　　　　　　B. 足少阴肾经　　　　C. 足阳明胃经

　　　　D. 足太阴脾经　　　　　E. 足少阳胆经

22. 经脉属土，穴位属水的是（　　）。

　　　　A. 内庭　　　　　　　　B. 冲阳　　　　　　　C. 足三里

　　　　D. 商阳　　　　　　　　E. 曲池

23. 别名是"气街"的穴位是（　　）。

　　　　A. 天枢　　　　　　　　B. 水道　　　　　　　C. 归来

D. 气冲   E. 气穴

24. 别名是"下陵"的穴位是（   ）。
     A. 归来   B. 水道   C. 气冲
     D. 足三里   E 关元

25. **不是**位于瞳孔直下的穴位是（   ）。
     A. 承泣   B. 地仓   C. 颊车
     D. 巨髎   E. 四白

26. 水道穴的定位是（   ）。
     A. 下腹部，当脐中下 3 寸，前正中线旁开 2 寸
     B. 下腹部，当脐中下 2 寸，前正中线旁开 2 寸
     C. 下腹部，当脐中下 4 寸，前正中线旁开 1 寸
     D. 下腹部，当脐中下 4 寸，前正中线旁开 2 寸
     E. 下腹部，当脐中下 3 寸，前正中线旁开 4 寸

27. 有健脾祛痰作用穴位是（   ）。
     A. 膻中   B. 天突   C. 中脘
     D. 丰隆   E. 足三里

28. 有清泻胃热作用的穴位是（   ）。
     A. 足三里   B. 内庭   C. 厉兑
     D. 冲阳   E. 天枢

29. 足阳明胃经实证以母子配穴法应取（   ）。
     A. 内庭   B. 足三里   C. 冲阳
     D. 解溪   E. 厉兑

30. 位于踝关节前面中央凹陷中，当踇长伸肌腱与趾长伸肌腱之间的穴位是（   ）。
     A. 中封   B. 解溪   C. 丘墟
     D. 商丘   E. 冲阳

31. 在胸部，行于乳中线上的经脉是（   ）。
     A. 足阳明胃经   B. 任脉   C. 冲脉
     D. 足少阴肾经   E. 手太阴肺经

32. 属于足阳明胃经的穴位是（   ）。
     A. 库房   B. 俞府   C. 天溪
     D. 周荣   E. 神封

33. 起于鼻的经脉是（   ）。
     A. 手阳明大肠经   B. 足少阳胆经   C. 足阳明胃经
     D. 手太阳小肠经   E. 足太阳膀胱经

34. 下列穴位中**不属于**足阳明胃经的是（   ）。
     A. 水突   B. 气舍   C. 伏兔
     D. 梁丘   E. 天容

35. 利用天体地貌命名的穴位是（　　　）。

　　A. 太乙　　　　　　　　　B. 伏兔　　　　　　　　C. 水分

　　D. 神堂　　　　　　　　　E. 气户

36. 下列属于足阳明胃经穴组的是（　　　）。

　　A. 足三里、髀关、解溪、丘墟

　　B. 足三里、梁丘、天枢、冲阳

　　C. 足三里、归来、风市、犊鼻

　　D. 足三里、条口、丰隆、绝骨

　　E. 足三里、梁门、四白、侠溪

37. 大肠的募穴是（　　　）。

　　A. 关元　　　　　　　　　B. 石门　　　　　　　　C. 天枢

　　D. 中极　　　　　　　　　E. 大横

38. 前头痛属于（　　　）。

　　A. 少阳经头痛　　　　　　B. 太阳经头痛　　　　　C. 阳明经头痛

　　D. 厥阴经头痛　　　　　　E. 少阴经头痛

39. 针灸治疗痿证时，宜取穴位多属于（　　　）。

　　A. 手足太阳经　　　　　　B. 手足少阳经　　　　　C. 手足阳明经

　　D. 督脉　　　　　　　　　E. 任脉

40. 脐上 4 寸，前正中线旁开 2 寸的腧穴是（　　　）。

　　A. 不容　　　　　　　　　B. 承满　　　　　　　　C. 梁门

　　D. 关门　　　　　　　　　E. 滑肉门

41. 下列各穴中，常用于保健并具有强壮作用的是（　　　）。

　　A. 关元俞　　　　　　　　B. 肾俞　　　　　　　　C. 脾俞

　　D. 足三里　　　　　　　　E. 气海俞

42. 下合穴中可治疗肠痈、泄泻的是（　　　）。

　　A. 足三里　　　　　　　　B. 上巨虚　　　　　　　C. 下巨虚

　　D. 委中　　　　　　　　　E. 阳陵泉

43. 两穴之间距离是 3 寸的是（　　　）。

　　A. 阴陵泉　三阴交　　　　B. 犊鼻　足三里　　　　C. 伏兔　梁丘

　　D. 大陵　内关　　　　　　E. 太溪　复溜

44. 两穴之间距离不是 2 寸的是（　　　）。

　　A. 阳池　外关　　　　　　B. 曲池　手三里　　　　C. 太溪　复溜

　　D. 足三里　上巨虚　　　　E. 条口　上巨虚

45. 以下 2 穴间距不是 0.5 寸的（　　　）。

　　A. 风府至哑门　　　　　　B. 灵道至通里　　　　　C. 气海至阴交

　　D. 复溜至交信　　　　　　E. 条口至丰隆

46. 足阳明胃经病候中，不属于"是动则病"的有（　　　）。

A. 洒洒振寒　　　　B. 善伸，数欠，颜黑　　　C. 病至则恶人与火
D. 贲响腹胀　　　　E. 消谷善饥

47. 以下穴位中不能直刺的是（　　）。
A. 足三里　　　　B. 天枢　　　　C. 头维
D. 下关　　　　　E. 解溪

48. 下列穴组中相距不是3寸的是（　　）。
A. 犊鼻与足三里　　　B. 足三里与气冲　　　C. 足三里与上巨虚
D. 上巨虚与下巨虚　　E. 天枢与水道

49. 穴处有动脉，针刺时应谨慎的穴位是（　　）。
A. 大迎，下关，头维　　B. 陷谷，冲阳，内庭　　C. 人迎，缺盆，库房
D. 人迎，大迎，冲阳　　E. 承泣，四白，人迎

50. 下列何穴可以治疗牙关紧闭？（　　）
A. 四白　　　　B. 颊车　　　　C. 地仓
D. 人迎　　　　E. 水突

51. 足阳明胃经在下腹部的腧穴由上至下依次排列为（　　）。
A. 外陵，大巨，水道，归来，气冲
B. 大巨，外陵，气冲，归来，水道
C. 大巨，外陵，归来，水道，气冲
D. 水道，气冲，归来，外陵，水道
E. 水道，外陵，大巨，归来，气冲

52. 下列哪个穴位不属于足阳明胃经在足部的穴位？（　　）
A. 厉兑　　　　B. 内庭　　　　C. 公孙
D. 冲阳　　　　E. 陷谷

53. 下列穴位可治疗妇女经行腹痛的是（　　）。
A. 四白　　　　B. 人迎　　　　C. 解溪
D. 归来　　　　E. 乳根

54. 下列穴位可治疗胃痛的是（　　）。
A. 气冲　　　　B. 髀关　　　　C. 梁门
D. 气户　　　　E. 水突

【A₂型题】

1. 患者结肠手术后出现腹部饱胀不适、嗳气、隐痛和恶心。治疗宜取（　　）。
A. 丰隆　　　　B. 中极　　　　C. 合谷
D. 曲池　　　　E. 足三里

2. 患者饮食不洁食物，突发腹泻，大便频繁，小便减少。治疗宜取（　　）。
A. 丰隆　　　　B. 中极　　　　C. 合谷
D. 曲池　　　　E. 天枢

3. 肿瘤患者放化疗后恶心呕吐，疲乏无力，脘腹胀满，大便秘结，白细胞及血小

板计数减少，治疗宜取（　　　）。

  A. 足三里　　　　　　B. 肾俞　　　　　　C. 太冲

  D. 下巨虚　　　　　　E. 心俞

4. 患者牙痛剧烈，伴口臭，口渴，便秘，舌苔黄，脉洪。治疗宜取（　　　）。

  A. 风池　　　　　　　B. 外关　　　　　　C. 足三里

  D. 风门　　　　　　　E. 内庭

【B 型题】

  A. 上巨虚　　　　　　B. 下巨虚　　　　　　C. 足三里

  D. 至阳　　　　　　　E. 温溜

1. 大肠的下合穴是　　答案：（　　　）。

2. 胃的下合穴是　　答案：（　　　）。

  A. 石门　　　　　　　B. 条口　　　　　　C. 天枢

  D. 丰隆　　　　　　　E. 解溪

3. 大肠的募穴是　　　答案：（　　　）。

4. 足阳明胃经的经穴是　　答案：（　　　）。

  A. "入脑，上巅，循额"

  B. "交人中，左之右，右之左，上挟鼻孔"

  C. "其直者，从缺盆下乳内廉，下挟脐，入气街中"

  D. "其支者，从肺出络心，注胸中"

  E. "其直者，下腋，循胸，过季胁，下合髀厌中"

5. 手阳明大肠经部分经脉的循行是　　答案：（　　　）。

6. 足阳明胃经部分经脉的循行是　　答案：（　　　）。

  A. 大横　　　　　　　B. 中脘　　　　　　C. 梁门

  D. 天枢　　　　　　　E. 中极

7. 与脐上 4 寸相平的穴位是　　答案：（　　　）。

8. 与脐相平的穴位是　　答案：（　　　）。

  A. 下关　　　　　　　B. 耳门　　　　　　C. 听宫

  D. 大迎　　　　　　　E. 地仓

9. 需闭口取穴的是　　答案：（　　　）。

10. 当面动脉搏动处的穴位是　　答案：（　　　）。

  A. 足阳明胃经的水穴　B. 足阳明胃经的金穴　C. 足阳明胃经的土穴

  D. 足阳明胃经的木穴　E. 足阳明胃经的火穴

11. 足三里穴是　　答案：（　　）。
12. 解溪穴是　　答案：（　　）。

　　A. 足三里　　　　　B. 曲泉　　　　　　　C. 阴陵泉
　　D. 尺泽　　　　　　E. 曲池
13. 上列合穴中属于下合穴的是　　答案：（　　）。
14. 上列合穴中属于胃经的是　　答案：（　　）。

　　A. 起于足部
　　B. 在腹部，行于任脉旁开4寸
　　C. 在胸部，行于任脉旁开4寸
　　D. 入下齿中
　　E. 与足厥阴肝经相交接
15. 属于足阳明胃经经脉循行线的是　　答案：（　　）。
16. 属于手阳明大肠经经脉循行线的是　　答案：（　　）。

　　A. 大敦　　　　　　B. 厉兑　　　　　　　C. 睛明
　　D. 承泣　　　　　　E. 四白
17. 足阳明胃经的首穴是　　答案：（　　）。
18. 足阳明胃经的末穴是　　答案：（　　）。

　　A. 曲泉　　　　　　B. 阴市　　　　　　　C. 委中
　　D. 犊鼻　　　　　　E. 条口
19. 在小腿部的穴位是　　　　答案：（　　）。
20. 位于髌韧带外侧凹陷中的穴位是　　答案：（　　）。

　　A. 丰隆　　　　　　B. 阳交　　　　　　　C. 外丘
　　D. 上巨虚　　　　　E. 飞扬
21. 位于膝下8寸的穴位是　　答案：（　　）。
22. 位于膝下6寸的穴位是　　答案：（　　）。

（一）选择题

【X型题】
1. 下列穴位中，属于足阳明胃经的是（　　）。
　　A. 大迎　　　　　　B. 人迎　　　　　　　C. 气舍
　　D. 气户　　　　　　E. 气海
2. 目正视，瞳孔直下取足阳明胃经的穴位有（　　）。

A. 承泣　　　　　　　　B. 巨髎　　　　　　　　C. 颧髎

D. 睛明　　　　　　　　E. 四白

3. 关于丰隆穴，下列描述正确的是（　　　）。

A. 孕妇禁针　　　　　　B. 足阳明经络穴　　　　C. 主治头痛、眩晕

D. 主治咳嗽痰多　　　　E. 位于外踝尖上 8 寸，距胫骨前缘一横指（中指）

4. 下列各穴中，归属足阳明胃经的是（　　　）。

A. 箕门　　　　　　　　B. 冲门　　　　　　　　C. 关门

D. 梁门　　　　　　　　E. 期门

5. 根据《灵枢·经脉》，足阳明胃经循行所过的部位有（　　　）。

A. 入下齿中　　　　　　B. 入上齿中　　　　　　C. 入耳中

D. 系目系　　　　　　　E. 上耳前

6. 头维穴的主治包括（　　　）。

A. 头痛　　　　　　　　B. 胃痛　　　　　　　　C. 呕吐

D. 气喘　　　　　　　　E. 目疾

7. 下列腧穴归属于胃经的有（　　　）。

A. 足三里　　　　　　　B. 内庭　　　　　　　　C. 阳陵泉

D. 丰隆　　　　　　　　E. 血海

8. 颊车穴的主治包括（　　　）。

A. 口眼㖞斜　　　　　　B. 齿痛　　　　　　　　C. 口噤

D. 耳鸣耳聋　　　　　　E. 颊肿

9. 下列治疗乳少的穴位有（　　　）。

A. 乳中　　　　　　　　B. 乳根　　　　　　　　C. 少泽

D. 少冲　　　　　　　　E. 膻中

10. 分布在足阳明胃经上的下合穴有（　　　）。

A. 足三里　　　　　　　B. 委中　　　　　　　　C. 委阳

D. 上巨虚　　　　　　　E. 下巨虚

11. 足三里属于特定穴中的（　　　）。

A. 合穴　　　　　　　　B. 原穴　　　　　　　　C. 郄穴

D. 八会穴　　　　　　　E. 下合穴

（二）名词解释

1. 客主人

2. 骭厥

3. 温淫

4. 目系

5. 气街

6. 颇

7. 贲响

（三） 填空题

1. 足阳明胃经起于_____，在足部与_____相交接。

2. 足三里穴下3寸是_____，下6寸是_____。

3. 大肠的募穴是_____，位于_____。

4. 在特定穴中，足三里穴既是_____，又是_____。

5. 归来穴位于脐中下_____寸，前正中线旁开_____。

6. 足阳明胃经在胸部分布于前正中线旁开_____寸，在腹部分布于前正中线旁开_____寸。

7. 足阳明经筋，起于_____，终于_____。

8. 足阳明之别，名曰_____，去踝_____寸，别走_____。

9. 临床应用五输穴子母补泻，胃实证取_____，胃虚证取_____。

10. 承泣穴为足阳明胃经与_____、_____之会。

（四） 简答题

1. 请写出《灵枢·经脉》中足阳明胃经循行原文。

2. 写出足阳明胃经在膝关节以下的穴位，并标出特定穴。

3. 简述承泣穴的定位、针刺方法及注意事项。

（五） 病案分析题

1. 患者，男，46岁。反复发作胃脘部不适2个月，近3天胃痛加重，遂来就诊。症见：胃脘部疼痛，得温痛稍减，舌淡苔白，脉沉细。

根据"合治内府"，请写出应首选的腧穴及其定位、刺灸方法，及可选取的配穴（3~5个）。

2. 患者，女，35岁。晨起后突然出现一侧面部肌肉板滞、麻木、瘫痪、额纹消失，眼裂变大、鼻唇沟变浅、口角下垂、歪向健侧，病侧不能闭目、露齿，伴有耳后痛及舌前2/3味觉消失，舌红，苔薄黄，脉浮数。

根据"腧穴所在，主治所及"，请写出可选取的腧穴及其定位（3~5个）；根据"经脉所过，主治所及"，写出可选取的腧穴及其定位（1~2个）。

3. 患者，女，22岁。右下磨牙疼痛，自觉发热，伴牙龈肿胀，遂来就诊。症见：牙痛，右下磨牙牙龈肿胀，体温高（38.2℃），口臭，咽干，舌红苔黄，脉浮数。诊断为风火牙痛，拟祛风泻火、通络止痛。

根据"腧穴所在，主治所及"，请写出可选取的腧穴及其定位（1~2个）；根据"经脉所过，主治所及"，写出可选取的腧穴及其定位（1~2个）。

4. 患者，男，19岁。昨日与同学聚餐，今日出现大便次数明显增多，肛门灼热，腹痛，喜饮，苔黄腻，脉濡数。诊断为泄泻（湿热伤中）。

请针对患者情况，结合拟定的治疗原则，写出针灸处方。要求：

（1）写出至少 4 个以上的穴位，且来自至少 4 条不同的经脉（包括经穴和经外奇穴）。

（2）请写出上述穴位的归经和取穴方法。

（3）请给出选择上述穴位的取穴依据。

参考答案

（一） 选择题

【A₁型题】

1. C 2. B 3. C 4. B 5. B 6. B 7. D 8. C 9. B 10. C 11. C 12. D 13. A
14. D 15. B 16. D 17. C 18. C 19. C 20. D 21. C 22. A 23. D 24. E 25. C
26. A 27. D 28. B 29. E 30. B 31. A 32. A 33. C 34. E 35. A 36. B 37. C
38. C 39. C 40. C 41. D 42. B 43. B 44. D 45. E 46. C 47. C 48. B 49. D
50. B 51. A 52. C 53. D 54. C

【A₂型题】

1. E 2. E 3. A 4. E

【B 型题】

1. A 2. C 3. C 4. E 5. B 6. C 7. C 8. D 9. A 10. D 11. C 12. E 13. A
14. A 15. C 16. D 17. D 18. B 19. E 20. D 21. A 22. D

【X 型题】

1. ABCD 2. ABE 3. BCD 4. CD 5. BE 6. AE 7. ABD 8. ABCE 9. BCE
10. ADE 11. AE

（二） 名词解释

1. 客主人：即上关穴。

2. 骭厥：指足胫部气血阻逆。

3. 温淫：指热性病症。

4. 目系：眼后内连于脑的组织。

5. 气街：是指腹股沟动脉部，穴名气冲。

6. 頞：是指鼻根凹陷处。

7. 贲响：当指胸膈肠胃部作响，属肠鸣之症。

（三） 填空题

1. 鼻 足太阴脾经

2. 上巨虚穴 下巨虚穴

3. 天枢穴　脐旁 2 寸

4. 合穴　下合穴

5. 4　2

6. 4　2

7. 中三指　耳前

8. 丰隆　8　太阴

9. 厉兑　解溪

10. 任脉　阳跷脉

（四）简答题

1. 请写出《灵枢·经脉》中足阳明胃经循行原文。

答：胃足阳明之脉，起于鼻，交頞中，旁约太阳之脉，下循鼻外，入上齿中，还出挟口，环唇，下交承浆，却循颐后下廉，出大迎，循颊车，上耳前，过客主人，循发际，至额颅。

其支者，从大迎前，下人迎，循喉咙，入缺盆，下膈，属胃，络脾。

其直者，从缺盆下乳内廉，下挟脐，入气街中。

其支者，起于胃下口，循腹里，下至气街中而合。以下髀关，抵伏兔，下膝膑中，下循胫外廉，下足跗，入中指内间。

其支者，下膝三寸而别，下入中指外间。

其支者，别跗上，入大指间，出其端。

2. 写出足阳明胃经在膝关节以下的穴位，并标出特定穴。

答：犊鼻，足三里（合穴、下合穴），上巨虚（大肠下合穴），条口，下巨虚（小肠下合穴），丰隆（络穴），解溪（经穴），冲阳（原穴），陷谷（输穴），内庭（荥穴），厉兑（井穴）。

3. 简述承泣穴的定位、针刺方法及注意事项。

答：定位：承泣位于面部，眼球与眶下缘之间，瞳孔直下。

针刺方法：针刺时嘱患者闭目，医者押手轻轻固定眼球，刺手持针，于眶下缘和眼球之间缓慢直刺 0.5~1 寸，不宜提插捻转，以防刺破血管引起血肿。

注意事项：由于本穴位于眼区，故禁灸，且不可刺入太深。出针后以棉签按压针孔片刻，以防出血。

（五）病案分析题

1. 参考答案：根据"合治内府"，首选胃的下合穴足三里。定位：犊鼻下 3 寸，犊鼻与解溪的连线上。刺灸方法：直刺 1~3 寸，可加温和灸。配穴：中脘、胃俞、关元、气海、梁门、梁丘、公孙、内关等；关元、气海用灸。

2. 参考答案：根据"腧穴所在，主治所及"，可选取的腧穴有：阳白、四白、颧髎、颊车、地仓、攒竹、鱼腰等（定位略）。根据"经脉所过，主治所及"，可选取的腧穴有合谷、太冲等（定位略）。

3. 参考答案：患者诊断为风火牙痛，有外感风火邪毒循手阳明经入下齿中。根据"腧穴所在，主治所及"，局部取穴包括：颊车、下关等。根据"腧穴所在，主治所及"，远道循经取穴可取：合谷，内庭等手足阳明经穴。合谷为大肠经原穴，四总穴之一，"面口合谷收"，为治疗牙痛的要穴。内庭为足阳明胃经的荥穴，可清泻阳明火热。可配翳风清泻风火。

4. 参考答案：

（1）神阙、天枢、上巨虚、大肠俞、阴陵泉、曲池、内庭等。

（2）归经、定位（略）。

（3）神阙为局部选穴，用灸法既可温阳散寒除湿，又可清利湿热，为治疗泄泻的要穴。本病病位在大肠，故取大肠募穴天枢、背俞穴大肠俞，俞募相配，与大肠下合穴上巨虚合用，调理肠腑而止泻。针对脾虚湿盛的病机，取脾经合穴阴陵泉，健脾化湿。曲池为大肠经合穴，"合主逆气而泄"；内庭为胃经荥穴，两穴可清热通腑。

第六章　足太阴经络与腧穴 ▷▷▷▷

一、内容提要

1. 足太阴经络包括经脉、络脉、经别和经筋，要重点掌握《灵枢·经脉》对足太阴经脉循行的记载，熟悉足太阴经脉病候、络脉的循行和病候，以及经别的循行，了解足太阴经筋的循行和病候。

2. 掌握常用足太阴腧穴的定位、归经、主治和操作，熟悉非常用穴的定位和归经；了解穴位的局部层次解剖。

二、重点难点解析

足太阴脾经在足大趾与足阳明胃经衔接，主要分布于胸腹第三侧线和下肢内侧前缘及足大趾内侧。联系的脏腑器官有食道、舌，属脾，络胃，注心中，在心中与手少阴心经相接。足太阴腧穴主要治疗脾胃病，妇科病，前阴病及经脉循行部位的其他病证。治疗脾胃病常用大横、太白、公孙、隐白、阴陵泉和三阴交；治疗妇科病常用隐白、血海和三阴交；小便不利常用阴陵泉、箕门和三阴交。太白和阴陵泉有健脾益气、除湿的功能；血海和三阴交有益气养血、活血的功能。本经胸部腧穴应斜刺或平刺，不宜深刺，以免伤及内脏。

三、习题

（一）选择题

【A₁型题】

1. 在八脉交会穴中，通于冲脉的穴位是（　　）。
   A. 列缺　　　　　B. 公孙　　　　　C. 内庭
   D. 商丘　　　　　E. 血海

2. 足内踝前下方，当舟骨结节与内踝尖连线中点的穴位是（　　）。
   A. 冲阳　　　　　B. 然谷　　　　　C. 商丘
   D. 解溪　　　　　E. 太白

3. 三阴交穴位于（　　）。
   A. 内踝尖上4寸，胫骨内侧缘后方
   B. 外踝尖上3寸，胫骨外侧缘后方

    C. 内踝尖上 3 寸，胫骨内侧缘前方

    D. 内踝尖上 3 寸，胫骨内侧缘后方

    E. 外踝尖上 4 寸，胫骨外侧缘前方

4. 阴陵泉穴下 3 寸，胫骨内侧缘后际的穴位是（　　　）。

    A. 漏谷　　　　　　　B. 阴市　　　　　　　C. 地机

    D. 足三里　　　　　　E. 冲门

5. 在腹部，距前正中线 4 寸的经脉是（　　　）。

    A. 足少阴肾经　　　　B. 手太阴肺经　　　　C. 足太阴脾经

    D. 足阳明胃经　　　　E. 足厥阴肝经

6. 大横穴位于（　　　）。

    A. 脐中上 2 寸，距前正中线 4 寸

    B. 平脐中，距前正中线 4 寸

    C. 脐中下 2 寸，距前正中线 4 寸

    D. 脐中上 2 寸，距前正中线 2 寸

    E. 脐中下 2 寸，距前正中线 2 寸

7. 以下穴位中，既是络穴，又是八脉交会穴的是（　　　）。

    A. 合谷　　　　　　　B. 偏历　　　　　　　C. 丰隆

    D. 太渊　　　　　　　E. 公孙

8. 足太阴脾经的首穴是（　　　）。

    A. 隐白　　　　　　　B. 公孙　　　　　　　C. 厉兑

    D. 商阳　　　　　　　E. 少商

9. 在胸部，距前正中线 6 寸的经脉是（　　　）。

    A. 足少阴肾经　　　　B. 手太阴肺经　　　　C. 足太阴脾经

    D. 足阳明胃经　　　　E. 足厥阴肝经

10. 在胸外侧区，第 6 肋间隙，腋中线上的穴位是（　　　）。

    A. 梁门　　　　　　　B. 乳中　　　　　　　C. 府舍

    D. 大包　　　　　　　E. 气户

11. 下列穴位中所属经脉属土，穴性属水的是（　　　）。

    A. 冲阳　　　　　　　B. 解溪　　　　　　　C. 太白

    D. 大都　　　　　　　E. 阴陵泉

12. 下列属于原络配穴法的穴组是（　　　）。

    A. 太白、丰隆　　　　B. 太白、冲阳　　　　C. 冲阳、大都

    D. 冲阳、地机　　　　E. 合谷、温溜

13. 治疗阴道流血过多宜取（　　　）。

    A. 大都　　　　　　　B. 隐白　　　　　　　C. 商丘

    D. 公孙　　　　　　　E. 大包

14. 下列穴组中，属于足太阴脾经的是（　　　）。

    A. 内庭、商丘、公孙、太白

    B. 大都、太白、地机、大横

    C. 阴陵泉、地机、丰隆、三阴交

    D. 三阴交、公孙、地机、厉兑

    E. 太白、大都、公孙、解溪

15. 足太阴脾经的末穴是（　　　）。
    A. 周荣　　　　　　　　B. 大包　　　　　　　　C. 隐白
    D. 腹结　　　　　　　　E. 大横

16. 足太阴脾经五输穴中穴性属火的穴位是（　　　）。
    A. 阴陵泉　　　　　　　B. 商丘　　　　　　　　C. 三阴交
    D. 大都　　　　　　　　E. 太白

17. 与神阙穴相平的穴位是（　　　）。
    A. 外陵　　　　　　　　B. 大巨　　　　　　　　C. 大横
    D. 腹哀　　　　　　　　E. 腹结

18. 足太阴脾经的郄穴是（　　　）。
    A. 地机　　　　　　　　B. 血海　　　　　　　　C. 阴陵泉
    D. 商丘　　　　　　　　E. 漏谷

19. 足太阴脾经的络穴是（　　　）。
    A. 太白　　　　　　　　B. 公孙　　　　　　　　C. 商丘
    D. 丰隆　　　　　　　　E. 三阴交

20. 足太阴脾经病候的实证，用补母泻子法应取穴位是（　　　）。
    A. 公孙　　　　　　　　B. 商丘　　　　　　　　C. 隐白
    D. 阴陵泉　　　　　　　E. 太白

21. 与公孙穴相通的奇经是（　　　）。
    A. 冲脉　　　　　　　　B. 带脉　　　　　　　　C. 阴维脉
    D. 阴跷脉　　　　　　　E. 任脉

22. 下列各穴中，属足太阴脾经的是（　　　）。
    A. 大横　　　　　　　　B. 章门　　　　　　　　C. 期门
    D. 梁门　　　　　　　　E. 带脉

23. 血海穴位于（　　　）。
    A. 髌底中点上 2 寸　　　B. 髌底内侧端上 2 寸　　C. 髌底外侧端上 2 寸
    D. 髌骨内下缘上 2 寸　　E. 髌骨外下缘上 2 寸

24. 联系舌根，分散于舌下的经脉是（　　　）。
    A. 足厥阴肝经　　　　　B. 足少阴肾经　　　　　C. 足太阴脾经
    D. 足阳明胃经　　　　　E. 足少阳胆经

25. 脾之大络，名为（　　　）。
    A. 天池　　　　　　　　B. 俞府　　　　　　　　C. 鸠尾

　　　D. 大包　　　　　　　　E. 虚里

26. 公孙穴位于（　　　）。

　　A. 第 1 跖骨小头后缘，赤白肉际处

　　B. 第 1 跖骨小头前缘，赤白肉际处

　　C. 第 1 跖骨趾关节部，赤白肉际处

　　D. 第 1 跖骨基底部前下缘，赤白肉际处

　　E. 第 1 跖骨基底部后下缘，赤白肉际处

27. 下列腧穴中，治疗痛经首选穴是（　　　）。

　　A. 隐白　　　　　　　　B. 太白　　　　　　　　C. 公孙

　　D. 腹哀　　　　　　　　E. 地机

28. 足太阴脾经经脉病候**不包括**（　　　）。

　　A. 舌本强　　　　　　　B. 身体皆重　　　　　　C. 黄疸

　　D. 腹胀善噫　　　　　　E. 目黄

29. 足太阴脾经联络的脏腑和器官**不包括**（　　　）。

　　A. 心　　　　　　　　　B. 肾　　　　　　　　　C. 脾

　　D. 胃　　　　　　　　　E. 舌

30. 地机穴位于（　　　）。

　　A. 胫骨内侧面后缘，内踝尖上 5 寸

　　B. 胫骨内侧髁下方凹陷处

　　C. 胫骨内侧面中央，内踝尖上 5 寸

　　D. 胫骨内侧面中央，内踝尖上 7 寸

　　E. 内踝尖与阴陵泉穴的连线上，阴陵泉下 3 寸

【A₂ 型题】

1. 患者，女，21 岁。素日经行不畅，少腹疼痛拒按，经期疼痛剧烈，经色紫红或紫黑，有血块，下血块后疼痛缓解。治疗宜取（　　　）。

　　A. 足三里　　　　　　　B. 太溪　　　　　　　　C. 三阴交

　　D. 太白　　　　　　　　E. 血海

2. 患者，女，35 岁。剖腹产术后小便闭塞不通，小腹胀满急痛。治疗宜取（　　　）。

　　A. 合谷　　　　　　　　B. 太白　　　　　　　　C. 足三里

　　D. 阴陵泉　　　　　　　E. 大横

【B 型题】

　　A. 公孙　　　　　　　　B. 中脘　　　　　　　　C. 梁门

　　D. 天枢　　　　　　　　E. 地机

1. 足太阴脾经的郄穴是　　答案：（　　　）。

2. 足太阴脾经的络穴是　　答案：（　　　）。

　　A. 食窦　　　　　　　　B. 天溪　　　　　　　　C. 胸乡

D. 周荣   E. 库房

3. 属于阳经的穴位是   答案：（   ）。

4. 位于第 3 肋间隙的穴位是   答案：（   ）。

A. 公孙   B. 商丘   C. 交信

D. 阴陵泉   E. 三阴交

5. 属于八脉交会穴的穴位是   答案：（   ）。

6. 属于郄穴的穴位是   答案：（   ）。

A. 隐白   B. 大都   C. 商丘

D. 内庭   E. 阴陵泉

7. 上列穴位中，穴性属火的是   答案：（   ）。

8. 上列穴位中，穴性属金的是   答案：（   ）。

A. 箕门   B. 阴市   C. 血海

D. 阴陵泉   E. 气冲

9. 常与曲池穴相配治疗荨麻疹的穴位是   答案：（   ）。

10. 髌底内侧端上 2 寸，股内侧肌隆起处的穴位是   答案：（   ）。

A. 足太阴脾经   B. 足阳明胃经   C. 足少阴肾经

D. 足厥阴肝经   E. 足少阳胆经

11. 在胸部距正中线 4 寸的经脉是   答案：（   ）。

12. 在腹部距正中线 4 寸的经脉是   答案：（   ）。

A. 隐白   B. 太白   C. 商丘

D. 阴陵泉   E. 地机

13. 足太阴脾经的原穴是   答案：（   ）。

14. 足太阴脾经的合穴是   答案：（   ）。

【X 型题】

1. 根据《灵枢·经脉》，以下属于足太阴脾经病候的是（   ）。

    A. 舌本强   B. 食则呕   C. 胃脘痛

    D. 腹胀善噫   E. 体重不能动摇

2. 下列腧穴定位准确的有（   ）。

    A. 隐白穴在足趾，大趾末节内侧，趾甲根角侧后方 0.1 寸（指寸）

    B. 太白穴在跖区，第 1 跖趾关节远端赤白肉际凹陷中

    C. 漏谷穴在小腿内侧，内踝尖上 9 寸，胫骨内侧缘后际

    D. 冲门穴在腹股沟区，腹股沟斜纹中，髂外动脉搏动处的外侧

　　E. 大横穴在腹部，脐中旁开 4 寸

3. 关于三阴交穴，下列描述正确的是（　　　）。

　　A. 五输穴之经穴

　　B. 内踝尖上 3 寸，胫骨内侧缘后际

　　C. 主治月经不调

　　D. 主治腹胀泄泻

　　E. 孕妇慎用

4. 下列腧穴归属于脾经的有（　　　）。

　　A. 隐白　　　　　　　　B. 太白　　　　　　　　C. 阳白

　　D. 血海　　　　　　　　E. 大赫

（二）名词解释

1. 核骨

2. 腨

3. 舌本

4. 快然如衰

5. 水闭

（三）填空题

1. 在特定穴中，公孙穴既是 ＿＿＿＿＿ ，又是 ＿＿＿＿＿＿＿ 。

2. 足太阴脾经的循行中，"其支者，复从＿＿＿＿＿，别上膈，注＿＿＿＿＿"。

3. 三阴交穴是 ＿＿＿＿＿＿＿＿ 与 ＿＿＿＿＿＿＿＿ 、＿＿＿＿＿＿＿ 相交会的穴。

4. 足太阴之正，上至 ＿＿＿＿＿ ，合于 ＿＿＿＿＿ 。

（四）简答题

1. 请写出《灵枢·经脉》中足太阴脾经循行原文。

2. 写出足太阴脾经上的特定穴。

3. 举例说明足太阴脾经上哪些穴位不宜深刺。

（五）病案分析题

　　汪某，女，46 岁。阴道出血半个月。近半年来，患者月经周期不规律，此次月经来潮后，量多不止，1 周后仍淋漓不断。开始时，经色暗，后转为淡红色，质稀。伴有乏力，心悸，头晕，失眠，面色萎黄。舌淡胖，苔薄白，脉沉细。西医诊断为"功能性子宫出血"。（选自《中国百年百名中医临床家丛书·贺普仁》）

　　问：治疗可取脾经何穴？请写出穴位定位和刺灸方法，并简单阐述选择穴位的理由。

参考答案

（一）选择题

【A₁型题】

1. B　2. C　3. D　4. C　5. C　6. B　7. E　8. A　9. C　10. D　11. E　12. A　13. B
14. B　15. B　16. D　17. C　18. A　19. B　20. B　21. A　22. A　23. B　24. C　25. D
26. D　27. E　28. E　29. B　30. E

【A₂型题】

1. C　2. D

【B型题】

1. E　2. A　3. E　4. C　5. A　6. C　7. B　8. C　9. C　10. C　11. B　12. A　13. B
14. D

【X型题】

1. ABCDE　2. ADE　3. BCDE　4. ABD

（二）名词解释

1. 核骨：指第1跖趾关节内侧的圆形突起。
2. 腨：原作"踹"，俗称小腿肚，即腓肠肌处。
3. 舌本：指舌根部。
4. 快然如衰：指感到病情松解。
5. 水闭：是指小便不通等症。

（三）填空题

1. 络穴　八脉交会穴
2. 胃　心中
3. 足太阴脾经　足厥阴肝经　足少阴肾经
4. 髀　阳明

（四）简答题

1. 请写出《灵枢·经脉》中足太阴脾经循行原文。

答：脾足太阴之脉，起于大指之端，循指内侧白肉际，过核骨后，上内踝前廉，上腨内，循胫骨后，交出厥阴之前，上膝股内前廉，入腹，属脾，络胃，上膈，挟咽，连舌本，散舌下。

其支者，复从胃，别上膈，注心中。

2. 写出足太阴脾经上的特定穴。

答：隐白（井穴），大都（荥穴），太白（输穴、原穴），公孙（络穴，八脉交会穴，通冲脉），商丘（经穴），地机（郄穴），阴陵泉（合穴），大包（脾之大络）。

3. 举例说明足太阴脾经上哪些穴位不宜深刺？

答：本经胸部腧穴不宜深刺，以免伤及内脏。食窦、天溪、胸乡、周荣、大包均是脾经在胸胁部的穴位。如周荣穴位于胸外侧部，当第2肋间隙，距前正中线6寸，直刺过深易伤及肺脏，造成气胸，故斜刺或平刺较安全。

（五） 病案分析题

参考答案：治疗可取脾经隐白、三阴交、血海等。隐白位于大趾末节内侧，趾甲根角侧后方0.1寸（指寸）。麦粒灸。

此案为气虚，气不摄血所致的崩漏。本病相当于西医的功能性子宫出血。隐白为足太阴脾经之井穴，可以健脾益气，升提清阳而止血。采用的刺灸法为麦粒灸，可以加强温阳益气固摄之功。

三阴交、血海的定位、刺灸方法、选穴依据略。

第七章　手少阴经络与腧穴　▷▷▷

一、内容提要

1. 手少阴经络包括经脉、络脉、经别和经筋，要重点掌握《灵枢·经脉》对手少阴经脉循行的记载，熟悉手少阴经脉病候、络脉的循行和病候，以及经别的循行，了解手少阴经筋的循行和病候。

2. 掌握常用手少阴腧穴的定位、归经、主治和操作，熟悉非常用穴的定位和归经；了解穴位的局部层次解剖。

二、重点难点解析

手少阴心经在心中与足太阴脾经衔接，主要分布于腋下、上肢内侧后缘、掌中及手小指桡侧。联系的脏腑、器官有心系、食管、目系，属心，络小肠，在手小指与手太阳小肠经相接。手少阴腧穴主要治疗心、胸、神志病及经脉循行部位的其他病症。治疗心脏病常用极泉、阴郄、神门；神志病常用神门、少冲；舌咽病用通里、阴郄；血证常用阴郄；上肢内侧后缘疼痛、麻木可用极泉、青灵、少海、灵道。针刺极泉时应避开腋动脉。

三、习题

（一）　选择题

【A₁型题】

1. 下列经脉中**未联系**到肩部的是（　　　）。
   A. 手少阳三焦经　　　　B. 手太阳小肠经　　　　C. 手阳明大肠经
   D. 足少阳胆经　　　　　E. 手少阴心经

2. 手少阴经脉病候"嗌干"中的"嗌"是指（　　　）。
   A. 咽喉　　　　　　　　B. 喉咙　　　　　　　　C. 食管
   D. 咽头部　　　　　　　E. 食管和喉咙

3. 下列与小肠相联络的经脉是（　　　）。
   A. 手厥阴心包经　　　　B. 手少阴心经　　　　　C. 足少阴肾经
   D. 足太阳膀胱经　　　　E. 足厥阴肝经

4. 手少阴心经循行，"复从心系，却上肺，下出腋下，下循……"（　　　）。

A. 臑外后廉　　　　　B. 臑内后廉　　　　　C. 臑外前廉

D. 臑内前廉　　　　　E. 臂内后廉

5. 下列**不属于**手少阴心经循行所过的是（　　）。

A. "上挟咽"　　　　　B. "下膈"　　　　　C. "入缺盆"

D. "上肺"　　　　　E. "入掌内后廉"

6. 位于腕掌侧远端横纹上，属于手少阴心经的穴位是（　　）。

A. 神门　　　　　B. 灵道　　　　　C. 通里

D. 阴郄　　　　　E. 青灵

7. 阴郄穴位于（　　）。

A. 在前臂前区，尺侧腕屈肌腱的桡侧缘，腕掌侧远端横纹上 0.5 寸

B. 在前臂前区，尺侧腕屈肌腱的桡侧缘，腕掌侧远端横纹上 1 寸

C. 在前臂前区，尺侧腕屈肌腱的桡侧缘，腕掌侧远端横纹上 1.5 寸

D. 在前臂前区，尺侧腕屈肌腱的桡侧缘，腕掌侧远端横纹上 2 寸

E. 在前臂前区，尺侧腕屈肌腱的桡侧缘，腕掌侧远端横纹上 2.5 寸

8. 心经的郄穴是（　　）。

A. 孔最　　　　　B. 温溜　　　　　C. 梁丘

D. 地机　　　　　E. 阴郄

9. 下列说法正确的是（　　）。

A. 手阳明大肠经与足阳明胃经衔接于上齿中

B. 手少阴心经与足太阴脾经衔接于心中

C. 足太阳膀胱经与足少阴肾经衔接于足心

D. 足少阴肾经与手厥阴心包经衔接于肺

E. 手少阳三焦经与足少阳胆经衔接于目

10. 通里是心经的（　　）。

A. 原穴　　　　　B. 输穴　　　　　C. 郄穴

D. 络穴　　　　　E. 合穴

11. 手少阴心经的灵道穴配五行属（　　）。

A. 金　　　　　B. 木　　　　　C. 水

D. 火　　　　　E. 土

12. 下列经脉在眼区**无**穴位的是（　　）。

A. 足太阳经　　　　　B. 足少阳经　　　　　C. 手少阴经

D. 手少阳经　　　　　E. 足阳明经

13. 手少阴心经行于（　　）。

A. 太阴、心主之前　　　B. 太阴、心主之后　　　C. 循胸胁

D. 络脑　　　　　E. 上胃

14. 在肘前区，横平肘横纹，肱骨内上髁前缘的穴位是（　　）。

A. 曲泽　　　　　B. 小海　　　　　C. 天井

D. 尺泽   E. 少海

15. 治疗失眠，心经穴首选（　　）。
    A. 神门   B. 阴郄   C. 通里
    D. 少府   E. 少冲

16. 位于腋窝中央，腋动脉搏动处的穴位是（　　）。
    A. 天府   B. 极泉   C. 侠白
    D. 云门   E. 中府

17. 通里穴在腕掌侧远端横纹上（　　）。
    A. 0.5 寸   B. 1 寸   C. 1.5 寸
    D. 2 寸   E. 2.5 寸

18. 心经的络穴是（　　）。
    A. 少府   B. 神门   C. 阴郄
    D. 灵道   E. 通里

19. 腕横纹尺侧端，尺侧腕屈肌腱桡侧凹陷中的腧穴是（　　）。
    A. 神门   B. 大陵   C. 列缺
    D. 太渊   E. 内关

20. 在下列特定穴中具有治疗"失喑不能言"作用的是（　　）。
    A. 神门   B. 少海   C. 少冲
    D. 通里   E. 少府

21. 下列有关手少阴心经循行叙述**错误**的是（　　）。
    A. 起于心中   B. 出属于心   C. 上挟咽，系目系
    D. 循臂内后廉   E. 循小指之内，出其端

22. 下列经脉连系目系的有（　　）。
    A. 手少阴心经，手厥阴心包经
    B. 足少阳胆经，足厥阴肝经
    C. 足厥阴肝经，手少阴心经
    D. 足阳明胃经，足少阳胆经
    E. 督脉，任脉

23. 心经的原穴是（　　）。
    A. 神门   B. 间使   C. 大陵
    D. 内关   E. 太渊

24. 属于手少阴心经的腧穴是（　　）。
    A. 照海   B. 气海   C. 血海
    D. 少海   E. 小海

【A₂型题】

患者，男，45岁。自觉心慌，时息时作，健忘失眠。治疗宜取（　　）。
    A. 三阴交   B. 神门   C. 足三里

D. 太溪   E. 合谷

【B 型题】

A. 少冲   B. 少府   C. 阴郄

D. 灵道   E. 经渠

1. 五输穴中的"经"穴是   答案:(   )。

2. 五输穴中的"荥"穴是   答案:(   )。

A. "下络大肠"   B. "下膈,属大肠"   C. "下膈,络小肠"

D. "下膈,属胃"   E. "络胃,上膈"

3. 手少阴经的循行是   答案:(   )。

4. 手太阴经的循行是   答案:(   )。

A. 嗌干,心痛   B. 目黄,衄血   C. 颈肿,喉痹

D. 舌本痛,心下急痛   E. 烦心,掌中热

5. 以上为手少阴经病候的是   答案:(   )。

6. 以上为足太阴经病候的是   答案:(   )。

A. 尺泽,天府   B. 阴郄,孔最   C. 少海,商丘

D. 通里,列缺   E. 偏历,温溜

7. 以上穴位均为络穴的是   答案:(   )。

8. 以上穴位均为郄穴的是   答案:(   )。

A. 手太阴经   B. 手少阴经   C. 手阳明经

D. 足太阴经   E. 足阳明经

9. 以上经脉中"系目系"的是   答案:(   )。

10. 以上经脉中"入下齿"的是   答案:(   )。

A. 心经的荥火穴   B. 心经的井木穴   C. 心经的合水穴

D. 心经的经金穴   E. 心经的输土穴

11. 少府是   答案:(   )。

12. 灵道是   答案:(   )。

A. 手太阴肺经   B. 手少阴心经   C. 足太阴脾经

D. 足阳明胃经   E. 手阳明大肠经

13. 极泉穴归属于   答案:(   )。

14. 天府穴归属于   答案:(   )。

【X 型题】

1. 下列穴位在腕掌侧横纹上的是（　　）。

  A. 太渊   B. 神门   C. 阳池

  D. 腕骨   E. 阳溪

2. 下列穴位既是原穴又是输穴的是（　　）。

  A. 太渊   B. 神门   C. 合谷

  D. 养老   E. 阳溪

3. 关于阴郄穴，下列描述正确的是（　　）。

  A. 络穴

  B. 位于尺侧腕屈肌腱的桡侧缘，腕掌侧远端横纹上 0.5 寸

  C. 主治骨蒸盗汗

  D. 主治心悸

  E. 可深刺

6. 下列腧穴归属于心经的有（　　）。

  A. 少冲   B. 中冲   C. 少海

  D. 小海   E. 极泉

（二）名词解释

1. 心系

2. 嗌

3. 伏梁

4. 目系

5. 掌后锐骨

（三）填空题

1. 手少阴心经共有_____个穴。

2. 手少阴心经的原穴是_____、络穴是_____、郄穴是_____。

3. 手少阴心经的五输穴是_____、_____、_____、_____、_____。

4. 手少阴心经"其直者，复从_____，却上_____，下出腋下"。

（四）简答题

1. 按顺序写出手少阴心经的腧穴，并标出特定穴。

2. 请写出《灵枢·经脉》中手少阴心经循行原文。

参考答案

（一）选择题

【A₁型题】

1. E　2. D　3. B　4. B　5. C　6. A　7. A　8. E　9. B　10. D　11. A　12. C　13. B
14. E　15. A　16. B　17. B　18. E　19. A　20. D　21. B　22. C　23. A　24. D

【A₂型题】

B

【B型题】

1. D　2. B　3. C　4. A　5. A　6. D　7. D　8. B　9. B　10. C　11. A　12. D　13. B
14. A

【X型题】

1. AB　2. AB　3. BCD　4. ACE

（二）名词解释

1. 心系：指心的系带，主要指与心相连的血管等组织。

2. 嗌：多指咽头部。

3. 伏梁：古病名。五积之一，为心之积。主要症状为积块见于脐上、心下，伏而不动，有如横梁，故名。

4. 目系：指眼后与脑相连的组织。

5. 掌后锐骨：指豌豆骨。

（三）填空题

1. 9

2. 神门　通里　阴郄

3. 少冲　少府　神门　灵道　少海

4. 心系　肺

（四）简答题

1. 按顺序写出手少阴心经的腧穴，并标出特定穴。

答：手少阴心经的腧穴共有9个，依次为：极泉、青灵、少海（合穴）、灵道（经穴）、通里（络穴）、阴郄（郄穴）、神门（输穴，原穴）、少府（荥穴）、少冲（井穴）。

2. 请写出《灵枢·经脉》中手少阴心经循行原文。

答：心手少阴之脉，起于心中，出属心系，下膈，络小肠。

其支者，从心系，上挟咽，系目系。

其直者，复从心系，却上肺，下出腋下，下循臑内后廉，行太阴、心主之后，下肘内，循臂内后廉，抵掌后锐骨之端，入掌内后廉，循小指之内，出其端。

第八章　手太阳经络与腧穴 ▷▷▷▷

一、内容提要

1. 手太阳经络包括经脉、络脉、经别和经筋，要重点掌握《灵枢·经脉》对手太阳经脉循行的记载，熟悉手太阳经脉病候、络脉的循行和病候，以及经别的循行，了解手太阳经筋的循行和病候。

2. 掌握常用手太阳腧穴的定位、归经、主治和操作，熟悉非常用穴的定位和归经；了解穴位的局部层次解剖。

二、重点难点解析

手太阳小肠经在手小指与手少阴心经相衔接，主要分布于手小指的尺侧、上肢外侧后缘、肩后及肩胛部、颈部、面颊、目外眦、耳中、目内眦。联系的脏腑、器官有食管、胃、心、小肠、耳、目内外眦，在目内眦与足太阳膀胱经相接。手太阳腧穴主要治疗头、项、耳、目、咽喉病，热病，神志病及经脉循行部位的其他病症。治疗头项痛常用后溪、养老、支正、天窗、天容；治疗耳病常用听宫、后溪、前谷；治疗目疾常用后溪、养老；齿痛常用颧髎；咽喉痛可用少泽、前谷、天窗、天容；乳房病常用少泽、天宗；急性腰痛常用后溪、养老；肩臂背部疼痛常用后溪、养老、支正、肩贞、臑俞、天宗、秉风、曲垣、肩外俞、肩中俞等。针刺背部腧穴和颈部腧穴应注意角度和深度，听宫应张口直刺。

三、习题

（一）选择题

【A₁型题】

1. 在前臂后区，腕背横纹上1寸，尺骨头桡侧凹陷中的是（　　）。
   A. 列缺　　　　　　　B. 腕骨　　　　　　　C. 阳谷
   D. 养老　　　　　　　E. 阳溪

2. 既循行至目锐眦，又循行至目内眦的经脉是（　　）。
   A. 手太阴肺经　　　　B. 手阳明大肠经　　　C. 足阳明胃经
   D. 足太阴脾经　　　　E. 手太阳小肠经

3. 下列既是输穴，又是八脉交会穴的是（　　）。

  A. 列缺   B. 合谷   C. 后溪

  D. 养老   E. 太渊

4. 手太阳小肠经"出肘内侧两骨之间","两骨"是指（   ）。

  A. 尺骨鹰嘴和肱骨内上髁   B. 尺骨和桡骨

  C. 尺骨鹰嘴和肱骨外上髁   D. 尺骨茎突和豌豆骨

  E. 肱骨内上髁和肱骨外上髁

5. 前谷属于手太阳小肠经的（   ）。

  A. 荥水穴   B. 荥火穴   C. 井金穴

  D. 输木穴   E. 合土穴

6. 天容穴位于（   ）。

  A. 颈部，下颌角的后方，胸锁乳突肌的后缘凹陷中

  B. 颈部，下颌角的后方，胸锁乳突肌的前缘凹陷中

  C. 颈部，胸锁乳突肌的后缘，与喉结平

  D. 颈部，当乳突的后方直下，平下颌角，胸锁乳突肌的后缘

  E. 颈部，喉结旁，胸锁乳突肌的前缘，颈总动脉搏动处

7. 下列属手太阳小肠经循行所过的是（   ）。

  A. "循颊车，上耳前"   B. "入耳中，出走耳前"

  C. "系耳后直上，出耳上角"   D. "至目锐眦，却入耳中"

  E. "至耳上角"

8. 下列**不属于**手太阳小肠经的穴位是（   ）。

  A. 温溜   B. 支正   C. 秉风

  D. 曲垣   E. 天窗

9. 大肠和小肠的下合穴均在（   ）。

  A. 足太阳膀胱经   B. 足太阴脾经   C. 足少阳胆经

  D. 足厥阴肝经   E. 足阳明胃经

10. 支正穴位于（   ）。

  A. 在前臂前区，腕掌侧远端横纹上 2 寸，尺骨与桡骨之间

  B. 在前臂前区，腕掌侧远端横纹上 3 寸，尺骨与桡骨之间

  C. 在前臂前区，腕掌侧远端横纹上 5 寸，尺骨与桡骨之间

  D. 在前臂后区，腕背侧远端横纹上 5 寸，尺骨尺侧与尺侧腕屈肌之间

  E. 在前臂后区，腕背侧远端横纹上 7 寸，尺骨尺侧与尺侧腕屈肌之间

11. 听宫穴位于（   ）。

  A. 面部，耳屏上切迹的前方，下颌骨髁状突后缘，张口呈凹陷处

  B. 面部，耳屏上切迹的前方，下颌骨髁状突后缘，闭口呈凹陷处

  C. 面部，耳屏正中前缘，下颌骨髁状突后缘，张口呈凹陷处

  D. 面部，耳屏正中前缘，下颌骨髁状突后缘，闭口呈凹陷处

  E. 面部，耳屏间切迹的前方，下颌骨髁状突后缘，张口呈凹陷处

12. 下列**不属于**手太阳小肠经病候的是（   ）。
    A. 舌干 　　　　　　　　B. 肩似拔、臑似折 　　C. 嗌痛
    D. 耳聋 　　　　　　　　E. 颔肿

13. 手太阳小肠经在肩部的循行是（   ）。
    A. "循肩髆内" 　　　　　　　B. "循臑外上肩"
    C. "出肩解，绕肩胛，交肩上" 　D. "下当肩胛左右"
    E. "上肩，出髃骨之前廉"

14. 十二经脉中，循行到眼周的经脉不包括（   ）。
    A. 足少阳胆经 　　　　　　B. 手少阳三焦经
    C. 足太阳膀胱经 　　　　　D. 手太阳小肠经
    E. 手阳明大肠经

15. 下列**不属于**郄穴的是（   ）。
    A. 地机 　　　　　　　　B. 孔最 　　　　　　　C. 养老
    D. 通里 　　　　　　　　E. 梁丘

16. 以喉结为水平线，颈部经脉从前向后排列的顺序是（   ）。
    A. 任脉，大肠经，胃经，小肠经　B. 任脉，胃经，小肠经，大肠经
    C. 任脉，胃经，大肠经，小肠经　D. 任脉，大肠经，小肠经，胃经
    E. 任脉，小肠经，大肠经，胃经

17. 属于手太阳经穴位的是（   ）。
    A. 肩髃 　　　　　　　　B. 扶突 　　　　　　　C. 水突
    D. 肩贞 　　　　　　　　E. 巨骨

18. 小肠经"出肩解"，"肩解"是指（   ）。
    A. 肩胛骨 　　　　　　　B. 肩关节 　　　　　　C. 肩锁关节
    D. 肩胛冈 　　　　　　　E. 肩峰

19. 位于肩胛部，冈上窝中央，天宗直上，举臂有凹陷处的是（   ）。
    A. 肩髃 　　　　　　　　B. 臑俞 　　　　　　　C. 曲垣
    D. 秉风 　　　　　　　　E. 肩外俞

20. 手太阳小肠经"出踝中，直上循臂骨下廉"，下文是（   ）。
    A. 出肘内侧两骨之间 　　B. 上循臑外后廉 　　　C. 循臑外上肩
    D. 下循臑内后廉 　　　　E. 入肘外廉

21. 耳屏前，下颌骨髁状突后缘的腧穴是（   ）。
    A. 下关 　　　　　　　　B. 听宫 　　　　　　　C. 听会
    D. 耳门 　　　　　　　　E. 颧髎

22. 在八脉交会穴中，与后溪相通的奇经是（   ）。
    A. 任脉 　　　　　　　　B. 督脉 　　　　　　　C. 阳维脉
    D. 阳跷脉 　　　　　　　E. 冲脉

23. 既至目外眦，又至目内眦的经脉是（   ）。

A. 手少阳三焦经   B. 足少阳胆经

C. 手太阳小肠经   D. 手阳明大肠经

E. 足太阳膀胱经

24. 在肱骨内上髁与尺骨鹰嘴之间的是（　　　）。

    A. 少海   B. 小海   C. 天井

    D. 阳谷   E. 肘尖

25. 下列腧穴位于胸锁乳突肌后缘的是（　　　）。

    A. 人迎   B. 水突   C. 天容

    D. 天窗   E. 扶突

26. 下列穴位属手太阳小肠经的是（　　　）。

    A. 天髎   B. 巨髎   C. 耳和髎

    D. 颧髎   E. 瞳子髎

27. 手太阳小肠经主"（　　　）"所生病。

    A. 小肠腑   B. 液   C. 津

    D. 血   E. 气

28. 手太阳小肠经循行所联系的脏腑和器官**不包括**（　　　）。

    A. 小肠   B. 食管   C. 心

    D. 胃   E. 大肠

29. 下列有关天宗穴叙述**不正确**的是（　　　）。

    A. 属于小肠经

    B. 位于肩胛冈中点与肩胛骨下角连线上 1/3 与下 2/3 交点凹陷中

    C. 针刺应浅刺，以防伤及肺脏

    D. 与膻中相配有理气散结的作用，可治疗乳房疾病

    E. 可治肩臂疼痛

30. 下列腧穴**不是**络穴的是（　　　）。

    A. 支正   B. 偏历   C. 腕骨

    D. 丰隆   E. 外关

31. 下列腧穴**不属于**手太阳小肠经的是（　　　）。

    A. 少泽   B. 支正   C. 阳谷

    D. 听宫   E. 听会

32. 手太阳小肠经后溪穴主治病症**不包括**（　　　）。

    A. 落枕   B. 腰扭伤   C. 目赤

    D. 泄泻   E. 癫狂痫

33. 手太阳小肠经位于颈部的腧穴是（　　　）。

    A. 天鼎，天窗   B. 天窗，天容   C. 天牖，天容

    D. 天容，天宗   E. 天髎，扶突

【A₂型题】

1. 患者，65 岁，近日两臂酸痛不举，眼睛昏花，视物不明。治疗宜取（　　）。
   A. 睛明　　　　　　　　　　　B. 合谷　　　　　　　　　　C. 内关
   D. 养老　　　　　　　　　　　E. 下巨虚

2. 患者，女，24 岁，初产妇，产后 3 周乳房红肿疼痛，排乳不畅。治疗宜取（　　）。
   A. 后溪　　　　　　　　　　　B. 合谷　　　　　　　　　　C. 少泽
   D. 少冲　　　　　　　　　　　E. 悬钟

3. 患者，男，40 岁，长期伏案工作，颈项、肩臂疼痛，甚则放射至前臂，手指麻木，
   劳累后加重，颈部僵直，活动不利。除颈肩部局部穴外，治疗还宜取（　　）。
   A. 前谷　　　　　　　　　　　B. 后溪　　　　　　　　　　C. 少泽
   D. 承浆　　　　　　　　　　　E. 委中

【B 型题】

　A. 合谷　　　　　　　　　　　B. 腕骨　　　　　　　　　　C. 后溪
　D. 尺泽　　　　　　　　　　　E. 鱼际

1. 以上属五输穴中输穴的是　　答案：（　　　）
2. 以上属八脉交会穴的是　　答案：（　　　）。

　A. 少泽　　　　　　　　　　　B. 少冲　　　　　　　　　　C. 下关
　D. 听宫　　　　　　　　　　　E. 颧髎

3. 手太阳小肠经的首穴是　　答案：（　　　）。
4. 手太阳小肠经的末穴是　　答案：（　　　）。

　A. 少冲　　　　　　　　　　　B. 少泽　　　　　　　　　　C. 腕骨
　D. 孔最　　　　　　　　　　　E. 小海

5. 具有催乳作用的穴位是　　答案：（　　　）。
6. 具有退黄作用的穴位是　　答案：（　　　）。

　A. 肩贞　　　　　　　　　　　B. 秉风　　　　　　　　　　C. 肩外俞
　D. 肩中俞　　　　　　　　　　E. 曲垣

7. 位于腋后纹头直上 1 寸的穴位是　　答案：（　　　）。
8. 属于"肩三针"的穴位是　　答案：（　　　）。

　A. 足阳明胃经　　　　　　　　B. 手阳明大肠经
　C. 手太阳小肠经　　　　　　　D. 手少阴心经
　E. 手太阴肺经

9. 行于前臂外侧后缘的经脉是　　答案：（　　　）。
10. "抵鼻"的经脉是　　答案：（　　　）。

    A. 肩似拔　　　　　　　　B. 耳聋，目黄　　　　　C. 项似拔
    D. 头囟项痛　　　　　　　E. 洒洒振寒

11. 手太阳小肠经"是动"病有　　答案：（　　）。
12. 手太阳小肠经"所生"病有　　答案：（　　）。

    A. 手阳明大肠经　　　　　　B. 手太阳小肠经　　　　C. 足太阴脾经
    D. 手太阴肺经　　　　　　　E. 足阳明胃经

13. 被帛书称为"肩脉"的是　　答案：（　　）。
14. 经脉循行"出肘内侧两骨之间"的是　　答案：（　　）。

    A. 小指　　　　　　　　　　B. 目锐眦　　　　　　　C. 耳
    D. 心　　　　　　　　　　　E. 颊

15. 手太阳经与手少阴经交接于　　答案：（　　）。
16. 手太阳小肠经络于　　答案：（　　）。

    A. 手太阳经　　　　　　　　B. 手阳明经　　　　　　C. 足太阴经
    D. 手太阴经　　　　　　　　E. 手少阴经

17. 经脉循行"还循胃口"的是　　答案：（　　）。
18. 经脉循行"抵胃"的是　　答案：（　　）。

    A. 足太阴经　　　　　　　　B. 手太阴经　　　　　　C. 手少阴经
    D. 手太阳经　　　　　　　　E. 手阳明经

19. 肩外俞穴属于　　答案：（　　）。
20. 臑俞穴属于　　答案：（　　）。

    A. 荥穴　　　　　　　　　　B. 输穴　　　　　　　　C. 原穴
    D. 络穴　　　　　　　　　　E. 合穴

21. 前谷穴是　　答案：（　　）。
22. 腕骨穴是　　答案：（　　）。

【X 型题】
1. 下列属于手太阳经循行所过的是（　　）。
    A. "交肩上"　　　　　　　　B. "出肘内侧两骨之间"　C. "至目外眦"
    D. "循咽"　　　　　　　　　E. "上循臑外前廉"
2. 与手太阳经脉联系的脏腑有（　　）。
    A. 胃　　　　　　　　　　　B. 大肠　　　　　　　　C. 心
    D. 脾　　　　　　　　　　　E. 小肠
3. 以下腧穴属于手太阳小肠经的是（　　）。

A. 后溪　　　　　　　　　B. 合谷　　　　　　　　　C. 天宗

D. 秉风　　　　　　　　　E. 听会

4. 关于后溪穴，下列描述正确的是（　　　）。

A. 属手少阳三焦经

B. 八脉交会穴，通阳维脉

C. 位于第 5 掌指关节尺侧近端赤白肉际凹陷中

D. 主治癫狂痫

E. 可向合谷方向透刺

（二）名词解释

1. 肩解

2. 𩑳

（三）填空题

1. 手太阳小肠经左右各有____个穴。手太阳小肠经起于_____穴，止于____穴。

2. 手太阳小肠经的原穴是_____、郄穴是_____、八脉交会穴是_____。

3. 手太阳小肠经的五输穴是_____、_____、_____、_____、_____。

4. 手太阳小肠经穴有肩____、肩____、肩____；有天____、天____、天_____。

5. 手太阳小肠经中治疗急性腰扭伤和落枕疗效较好的穴位是_____穴。

6. 手太阳小肠经中具有明目作用的是_____穴。

7. 手太阳小肠经上肢部腧穴能够治疗乳痈的是_____。

8. "手太阳之别，名曰_____，上腕_____寸，内注少阴"。

（四）简答题

1. 写出手太阳小肠经位于肩背部的穴位。

2. 请写出《灵枢·经脉》中手太阳小肠经循行原文。

参考答案

（一）选择题

【A₁型题】

1. D　2. E　3. C　4. A　5. A　6. B　7. D　8. A　9. E　10. D　11. C　12. A　13. C

14. E　15. D　16. C　17. D　18. B　19. D　20. A　21. B　22. B　23. C　24. B　25. D

26. D　27. B　28. E　29. C　30. C　31. E　32. D　33. B

【A₂型题】

1. D　2. C　3. B

【B 型题】
1. C　2. C　3. A　4. D　5. B　6. C　7. A　8. A　9. C　10. C　11. A　12. B　13. B
14. B　15. A　16. D　17. D　18. A　19. D　20. D　21. A　22. C

【X 型题】
1. ABC　2. ACE　3. ACD　4. CDE

（二）名词解释

1. 肩解：指肩关节部。
2. 颔：指颏下结喉上两侧肉之软处。

（三）填空题

1. 19　少泽　听宫
2. 腕骨　养老　后溪
3. 少泽　前谷　后溪　阳谷　小海
4. 贞　外俞　中俞　宗　窗　容
5. 后溪
6. 养老
7. 少泽
8. 支正　五

（四）简答题

1. 写出手太阳小肠经位于肩背部的穴位。

答：手太阳小肠经位于肩背部的穴位有：肩中俞、肩外俞、曲垣、秉风、天宗、臑俞、肩贞。

2. 请写出《灵枢·经脉》中手太阳小肠经循行原文。

答：小肠手太阳之脉，起于小指之端，循手外侧上腕，出踝中，直上循臂骨下廉，出肘内侧两骨之间，上循臑外后廉，出肩解，绕肩胛，交肩上，入缺盆，络心，循咽，下膈，抵胃，属小肠。

其支者，从缺盆循颈上颊，至目锐眦，却入耳中。

其支者，别颊，上𬬻，抵鼻，至目内眦（斜络于颧）。

第九章　足太阳经络与腧穴 ▷▷▷▷

一、内容提要

1. 足太阳经络包括经脉、络脉、经别和经筋，要重点掌握《灵枢·经脉》对足太阳经脉循行的记载，熟悉足太阳经脉病候、络脉的循行和病候，以及经别的循行，了解足太阳经筋的循行和病候。

2. 掌握常用足太阳腧穴的定位、归经、主治和操作，熟悉非常用穴的定位和归经；了解穴位的局部层次解剖。

二、重点难点解析

足太阳膀胱经在目内眦与手太阳小肠经衔接，主要分布在头面，腰背第一、二侧线及下肢外侧后缘和足小趾。联系的脏腑、器官有目、脑，属膀胱，络肾，在足小趾与足少阴肾经相接。足太阳腧穴主要治疗头、项、目、背、腰、下肢部病症及神志病，背部第一侧线的背俞穴及第二侧线与背俞穴相平的腧穴，主治与其相关的脏腑病症，也可以治疗与五脏相关的五官九窍、皮肉筋骨等病症。第 1 至第 6 胸椎之间两侧的腧穴治心、肺疾病；第 7 至第 12 胸椎之间两侧的腧穴治肝、胆、脾、胃等疾病；第 1 腰椎至第 5 骶椎两侧的腧穴治疗肾、膀胱、大小肠、子宫等疾病。头面部病症常用京骨、攒竹、眉冲等；腰痛常用委中、昆仑。针刺睛明应嘱患者闭目，医者押手轻轻固定眼球，刺手持针，于眶内缘和眼球之间缓慢直刺 0.5~1 寸，不可刺入太深；不宜提插捻转，以防刺破血管引起血肿，出针后以棉签按压针孔片刻，以防出血。针刺背部腧穴应注意角度和深度。

三、习题

（一）选择题

【A₁型题】

1. 足太阳膀胱经起于（　　）。

  A. 目下　　　　　　　　B. 目内眦　　　　　　　C. 目外眦

  D. 鼻旁　　　　　　　　E. 目上

2. "从巅至耳上角"的经脉是（　　）。

  A. 足少阳胆经　　　　　B. 足太阳膀胱经　　　　C. 督脉

        D. 足厥阴肝经　　　　　　　　E. 足阳明胃经

3. "从巅入络脑，还出别下项" 的经脉是（　　　）。

    A. 足阳明胃经　　　　　　　B. 足太阴脾经　　　　　　　C. 足太阳膀胱经

    D. 手阳明大肠经　　　　　　E. 手太阳小肠经

4. 足太阳膀胱经与足少阴肾经交接的部位在（　　　）。

    A. 足大趾内侧　　　　　　　B. 足大趾外侧　　　　　　　C. 足二趾内侧

    D. 足二趾外侧　　　　　　　E. 足小趾外侧

5. 足太阳膀胱经背部第二侧线应位于（　　　）。

    A. 脊柱椎体横突外侧缘　　　　B. 脊柱正中与肩胛骨内缘连线中点处

    C. 肩胛骨内缘线上与脊柱平行　D. 肩胛骨下角与脊柱正中连线中点处

    E. 肩胛骨下角内缘垂直线上

6. 足太阳膀胱经下合于腘中的腧穴是（　　　）。

    A. 会阳　　　　　　　　　　B. 浮郄　　　　　　　　　　C. 委阳

    D. 委中　　　　　　　　　　E. 阴谷

7. "冲头痛，目似脱，项似拔，脊痛，腰似折，髀不可以曲" 的病候属于（　　　）。

    A. 足阳明胃经　　　　　　　B. 足太阴脾经　　　　　　　C. 足太阳膀胱经

    D. 手阳明大肠经　　　　　　E. 手太阳小肠经

8. 在《灵枢·经脉》中 "是主筋所生病者" 的经脉是（　　　）。

    A. 足阳明胃经　　　　　　　B. 手阳明大肠经　　　　　　C. 足太阳膀胱经

    D. 足太阴脾经　　　　　　　E. 手太阳小肠经

9. 足太阳膀胱经的络穴是（　　　）。

    A. 委阳　　　　　　　　　　B. 委中　　　　　　　　　　C. 昆仑

    D. 飞扬　　　　　　　　　　E. 丰隆

10. 足太阳膀胱经的起止穴是（　　　）。

    A. 睛明、隐白　　　　　　　B. 睛明、至阴　　　　　　　C. 睛明、厉兑

    D. 承泣、至阴　　　　　　　E. 承泣、厉兑

11. 曲差穴在（　　　）。

    A. 攒竹直上入发际 0.5 寸　　B. 神庭与头维连线的内 1/3 与中 1/3 交点处

    C. 神庭与头维连线的中点处　D. 眉冲与五处连线的中点处

    E. 神庭与眉冲连线的中点处

12. 足太阳膀胱经一侧共有（　　　）。

    A. 23 穴　　　　　　　　　　B. 44 穴　　　　　　　　　　C. 45 穴

    D. 67 穴　　　　　　　　　　E. 69 穴

13. 第 2 腰椎棘突下旁开 3 寸为（　　　）。

    A. 腰阳关　　　　　　　　　B. 关元俞　　　　　　　　　C. 肾俞

    D. 秩边　　　　　　　　　　E. 志室

14. 臀沟的中点的穴位是（　　　）。

A. 委中   B. 委阳   C. 阴谷

D. 髀关   E. 承扶

15. 横平第 2 腰椎棘突下的腧穴是（   ）。

A. 肾俞   B. 大肠俞   C. 小肠俞

D. 秩边   E. 腰阳关

16. 攒竹穴直上入前发际 0.5 寸的腧穴是（   ）。

A. 曲差   B. 神庭   C. 五处

D. 眉冲   E. 阳白

17. **不在**背部第二侧线的足太阳膀胱经穴是（   ）。

A. 魄户   B. 阳纲   C. 风门

D. 志室   E. 胞肓

18. **不在**背部第一侧线的足太阳膀胱经穴是（   ）。

A. 膈俞   B. 督俞   C. 膏肓俞

D. 厥阴俞   E. 气海俞

19. 横平枕外隆凸上缘，后发际正中旁开 1.3 寸的穴位是（   ）。

A. 风池   B. 脑户   C. 玉枕

D. 风门   E. 风府

20. 大杼穴位于（   ）。

A. 第 1 胸椎棘突下旁开 1.5 寸   B. 第 2 胸椎棘突下旁开 1.5 寸

C. 第 3 胸椎棘突下旁开 1.5 寸   D. 第 4 胸椎棘突下旁开 1.5 寸

E. 第 5 胸椎棘突下旁开 1.5 寸

21. 第 9 胸椎棘突下旁开 1.5 寸的为（   ）。

A. 膈俞   B. 胆俞   C. 脾俞

D. 肝俞   E. 胃俞

22. 平第 2 骶后孔，骶正中脊旁开 1.5 寸的穴位是（   ）。

A. 小肠俞   B. 膀胱俞   C. 中膂俞

D. 胞肓   E. 秩边

23. 位于第 5 胸椎棘突下，旁开 3 寸的穴位是（   ）。

A. 神堂   B. 心俞   C. 灵台

D. 神封   E. 神道

24. 胎位不正的针灸治疗经验穴是（   ）。

A. 足三里   B. 三阴交   C. 肾俞

D. 至阴   E. 少泽

25. 可以治疗血证的通用穴位是（   ）。

A. 委中   B. 心俞   C. 脾俞

D. 肝俞   E. 膈俞

26. 以下治眼病的穴位中位于目内眦的是（   ）。

    A. 瞳子髎   B. 攒竹   C. 承泣

    D. 丝竹空   E. 睛明

27. 承山治疗肛门疾患，因足太阳经络别入肛中的是（　　　）。

    A. 经脉   B. 络脉   C. 经别

    D. 经筋   E. 皮部

28. 根据"治风先治血"的理论，治疗风疹可以配用（　　　）。

    A. 合谷   B. 肺俞   C. 膈俞

    D. 肝俞   E. 心俞

29. 足太阳膀胱经的原穴是（　　　）。

    A. 京骨   B. 委中   C. 昆仑

    D. 飞扬   E. 丰隆

30. 曲差至络却之间的腧穴排列是（　　　）。

    A. 曲差 承光 通天 五处 络却   B. 曲差 通天 五处 承光 络却

    C. 曲差 五处 承光 通天 络却   D. 曲差 五处 通天 承光 络却

    E. 曲差 承光 五处 通天 络却

31. 足太阳膀胱经循行"挟脊抵腰中，入循膂"中的"膂"是指（　　　）。

    A. 臀部肌肉   B. 肩部肌肉   C. 股部肌肉

    D. 上臂肌肉   E. 脊柱两旁的肌肉

32. 承筋穴位于（　　　）。

    A. 委中和承山之间，委中下 5 寸

    B. 委中下 3 寸

    C. 委中与承山连线的中点

    D. 委阳与合阳之间

    E. 委阳与承山之间

33. 经脉病候"是为踝厥"的经脉是（　　　）。

    A. 足太阴脾经   B. 足太阳膀胱经   C. 足少阳胆经

    D. 足阳明胃经   E. 足少阴肾经

34. 采用背俞穴治疗骨蒸、潮热，应首选（　　　）。

    A. 肝俞   B. 肺俞   C. 脾俞

    D. 三焦俞   E. 心俞

35. 用背俞穴治疗耳聋，应首选（　　　）。

    A. 肺俞   B. 三焦俞   C. 肝俞

    D. 肾俞   E. 脾俞

36. 采用背俞穴治疗皮肤痒疹，应首选（　　　）。

    A. 肝俞   B. 肺俞   C. 脾俞

    D. 三焦俞   E. 心俞

37. 足太阳膀胱经的输穴是（　　　）。

A. 昆仑   B. 委阳   C. 申脉

D. 飞扬   E. 束骨

38. 下列腧穴中，常用于治疗呃逆症的是（　　）。

A. 睛明   B. 攒竹   C. 承泣

D. 四白   E. 印堂

39. 下列穴位中，可治疗痔疮的是（　　）。

A. 合谷   B. 温溜   C. 承山

D. 委中   E. 丰隆

40. 第9胸椎棘突下旁开3寸是（　　）。

A. 中枢   B. 筋缩   C. 肝俞

D. 魂门   E. 阳纲

41. 以下**非**针刺睛明的注意事项为（　　）。

A. 患者闭目

B. 医者用押手轻推眼球向外侧固定，刺手缓慢进针

C. 可捻转提插

D. 出针后按压针孔片刻

E. 注意针刺深度

42. **不是**背俞穴的是（　　）。

A. 肺俞   B. 心俞   C. 膈俞

D. 厥阴俞   E. 肝俞

43. 平肩胛骨下角的腧穴是（　　）。

A. 心俞   B. 膈俞   C. 督俞

D. 肝俞   E. 胆俞

44. **不**位于入发际0.5寸的穴位是（　　）。

A. 曲差   B. 眉冲   C. 本神

D. 神庭   E. 正营

45. 以下**不属于**秩边穴的主治是（　　）。

A. 腰骶痛   B. 小便不利   C. 痔疾，便秘

D. 下肢痿痹   E. 胃痛

【A₂型题】

1. 患者，男，40岁。素有痔疮，近日因嗜食辛辣食物，致肛门处肿胀，疼痛，便时出血。治疗宜取（　　）。

A. 百会   B. 合谷   C. 足三里

D. 内关   E. 承山

2. 患者，女，42岁，月经紊乱，情绪不稳定，潮热汗出，失眠，心悸。治疗宜取（　　）。

A. 内关   B. 肾俞   C. 合谷

D. 脾俞　　　　　　　　　　E. 风池

3. 患者，女，29岁，妊娠31周，B超检查发现胎儿臀位。治疗宜取（　　　）。
  A. 至阴　　　　　　　　B. 三阴交　　　　　　C. 足三里
  D. 关元　　　　　　　　E. 肾俞

4. 患者，男，65岁，突发左胸心前区绞痛，心痛彻背，伴胸闷、心悸、气短。治疗宜取（　　　）。
  A. 公孙　　　　　　　　B. 三阴交　　　　　　C. 足三里
  D. 心俞　　　　　　　　E. 肾俞

5. 患者，男，55岁。阵发性剧烈侧腹部绞痛并沿输尿管向下或向上放射，小便黄赤浑浊，有砂石排出，溺时涩痛。治疗宜取（　　　）。
  A. 膀胱俞　　　　　　　B. 合谷　　　　　　　C. 足三里
  D. 大肠俞　　　　　　　E. 肾俞

【B型题】
  A. "上抵头角，下耳后"　　　B. "上出两指之间，循手表腕"
  C. "连目系，上出额"　　　　D. "从巅入络脑，还出别下项"
  E. "循指上廉，出合谷两骨间"

1. 足太阳膀胱经的循行是　答案：（　　　）。
2. 手阳明大肠经的循行是　答案：（　　　）。

  A. 飞扬　　　　　　　　B. 跗阳　　　　　　　C. 京骨
  D. 委中　　　　　　　　E. 阳辅

3. 膀胱经的原穴是　答案：（　　　）。
4. 膀胱经的络穴是　答案：（　　　）。

  A. 膀胱经的合水穴　　　　B. 膀胱经的经火穴
  C. 膀胱经的荥火穴　　　　D. 膀胱经的输土穴
  E. 膀胱经的井金穴

5. 昆仑是　答案：（　　　）。
6. 至阴是　答案：（　　　）。

  A. 第6胸椎棘突下旁开1.5寸　B. 第7胸椎棘突下旁开1.5寸
  C. 第9胸椎棘突下旁开1.5寸　D. 第10胸椎棘突下旁开1.5寸
  E. 第11胸椎棘突下旁开1.5寸

7. 胆俞穴位于　答案：（　　　）。
8. 肝俞穴位于　答案：（　　　）。

  A. 内踝正下方凹陷处

B. 外踝尖直下，外踝下缘与跟骨之间凹陷中

C. 外踝前下方凹陷处

D. 外踝尖与跟腱之间的凹陷处

E. 内踝尖与跟腱之间的凹陷处

9. 申脉穴位于　答案：（　　）。

10. 昆仑穴位于　答案：（　　）。

　A. 1.5 寸　　　　　　　B. 2 寸　　　　　　　C. 2.5 寸

　D. 3 寸　　　　　　　　E. 3.5 寸

11. 足太阳经背部第一侧线在旁开正中线　答案：（　　）。

12. 足太阳经背部第二侧线在旁开正中线　答案：（　　）。

　A. 气会　　　　　　　B. 骨会　　　　　　　C. 髓会

　D. 血会　　　　　　　E. 筋会

13. 大杼是　答案：（　　）。

14. 膈俞是　答案：（　　）。

　A. 昆仑　　　　　　　B. 京骨　　　　　　　C. 金门

　D. 申脉　　　　　　　E. 束骨

15. 足太阳膀胱经的郄穴是　答案：（　　）。

16. 足太阳膀胱经的原穴是　答案：（　　）。

　A. 心俞　　　　　　　B. 肺俞　　　　　　　C. 督俞

　D. 膈俞　　　　　　　E. 厥阴俞

17. 第 4 胸椎棘突旁开 1.5 寸为　答案：（　　）。

18. 第 6 胸椎棘突旁开 1.5 寸为　答案：（　　）。

　A. 白环俞　　　　　　B. 大肠俞　　　　　　C. 督俞

　D. 关元俞　　　　　　E. 厥阴俞

19. 第 4 腰椎棘突旁开 1.5 寸为　答案：（　　）。

20. 第 5 腰椎棘突旁开 1.5 寸为　答案：（　　）。

【X 型题】

1. 足太阳膀胱经循行经过的部位有（　　）。

　A. 巅　　　　　　　　B. 掌　　　　　　　　C. 臀

　D. 腘　　　　　　　　E. 臂

2. 在背部第二侧线的足太阳膀胱经穴是（　　）。

　A. 魄户　　　　　　　B. 阳纲　　　　　　　C. 风门

D. 志室　　　　　　　　　　E. 胞肓

3. 以下属于背俞穴的是（　　　）。

 A. 关元俞　　　　　B. 白环俞　　　　　C. 厥阴俞

 D. 气海俞　　　　　E. 三焦俞

4. 睛明穴的主治有（　　　）。

 A. 呃逆　　　　　　B. 眩晕　　　　　　C. 夜盲

 D. 盗汗　　　　　　E. 目赤肿痛

5. 以下腧穴属于足太阳经的是（　　　）。

 A. 大杼　　　　　　B. 攒竹　　　　　　C. 委中

 D. 大椎　　　　　　E. 昆仑

6. 以下属于足太阳经脉病候的有（　　　）。

 A. 冲头痛　　　　　B. 目似脱　　　　　C. 项如拔

 D. 腰似折　　　　　E. 马刀侠瘿

（二）名词解释

1. 巅

2. 京骨

3. 髀枢

4. 腨

（三）填空题

1. 位于前发际上 0.5 寸的穴位有督脉的神庭，膀胱经的＿＿＿＿和＿＿＿＿，胆经的＿＿＿＿和＿＿＿＿，胃经的＿＿＿＿。

2. 至阴为足太阳膀胱经的＿＿＿＿穴，是临床治疗＿＿＿＿的经验用穴。

3. 足太阳膀胱经，通阳跷脉的八脉交会穴是＿＿＿＿。

4. 膈俞穴是特定穴中的＿＿＿＿穴，属＿＿＿＿经。

5. 足太阳膀胱经经脉循行是从＿＿＿＿走＿＿＿＿。起于＿＿＿＿部，止于＿＿＿＿部。

6. 足太阳经经别"……别入于＿＿＿＿，属于＿＿＿＿，散之＿＿＿＿，……。"

7. "四总穴歌"中有面口＿＿＿＿收，腰背＿＿＿＿求。

8. 膀胱的募穴为＿＿＿＿，背俞穴为＿＿＿＿。

9. 足太阳膀胱经的五输穴中井穴为至阴，荥穴为＿＿＿＿，输穴为＿＿＿＿，经穴为＿＿＿＿，合穴为委中。

10. 足太阳膀胱经共有＿＿＿＿穴。起于＿＿＿＿穴，止于＿＿＿＿穴。

（四）简答题

1. 请写出《灵枢·经脉》中足太阳膀胱经循行原文。

2. 简述八髎穴的定位、功能。

（五） 论述题

1. 与睛明穴有联系的经脉有哪些？请写出相关的经脉循行原文。
2. 如何理解"腰背委中求"？

（六） 病案分析题

患者，男，52 岁。患有慢性腰痛多年，每次发病，起病较缓慢，隐隐作痛，腰痛发作时，多以酸为主，疼痛较少，并伴有腰膝酸软，下肢无力，乏力倦怠，脉细。

根据病位与病机，及腧穴的近治与远治作用，请写出可选取的腧穴及其定位（共3~5 个）。

参考答案

（一） 选择题

【A₁型题】

1. B　2. B　3. C　4. E　5. C　6. D　7. C　8. C　9. D　10. B　11. B　12. D　13. E
14. E　15. A　16. D　17. C　18. C　19. C　20. A　21. D　22. B　23. A　24. D　25. E
26. E　27. C　28. C　29. A　30. C　31. E　32. A　33. B　34. B　35. D　36. B　37. E
38. B　39. C　40. D　41. C　42. C　43. B　44. E　45. E

【A₂型题】

1. E　2. B　3. A　4. D　5. E

【B 型题】

1. D　2. E　3. C　4. A　5. B　6. E　7. D　8. C　9. B　10. D　11. A　12. D　13. B
14. D　15. C　16. B　17. E　18. C　19. B　20. D

【X 型题】

1. ACD　2. ABDE　3. CE　4. BCE　5. ABCE　6. ABCD

（二） 名词解释

1. 巅：指头顶最高处。
2. 京骨：第 5 跖骨粗隆部，其下为京骨穴。
3. 髀枢：指髋关节。
4. 膂：夹脊两旁的肌肉。

（三） 填空题

1. 眉冲　曲差　头临泣　本神　头维

2. 井　胎位不正

3. 申脉

4. 血会　足太阳膀胱

5. 头　足　目内眦　足小趾

6. 肛　膀胱　肾

7. 合谷　委中

8. 中极　膀胱俞

9. 足通谷　束骨　昆仑

10. 67　睛明　至阴

（四）　简答题

1. 请写出《灵枢·经脉》中足太阳膀胱经循行原文。

答：膀胱足太阳之脉，起于目内眦，上额，交巅。

其支者，从巅至耳上角。

其直者，从巅入络脑，还出别下项，循肩髆内，挟脊抵腰中，入循膂，络肾，属膀胱。

其支者，从腰中，下挟脊，贯臀，入腘中。

其支者，从髆内左右别下贯胛，挟脊内，过髀枢，循髀外后廉下合腘中，以下贯腨内，出外踝之后，循京骨至小指外侧。

2. 简述八髎穴的定位、功能。

答：八髎穴是上髎、次髎、中髎、下髎穴的统称，八髎穴位于骶后孔，上髎、次髎、中髎、下髎分别正对第1、2、3、4骶后孔中。属足太阳膀胱经，临床应用十分广泛，其功能可归纳以下几点。

①调理下焦：八髎穴是下焦疾患常用穴位，可用于治疗肾、膀胱、大小肠、子宫等疾病。

②强健腰膝：八髎穴常用于腰腿疾患，《针灸大成》总结为"八髎总治腰痛"。另外，八髎还用于下肢痿痹，腿足挛痛。

（五）　论述题

1. 与睛明穴有联系的经脉有哪些？请写出相关的经脉循行原文。

答：睛明穴位于目内眦。与目内眦有联系的有足太阳膀胱经"起于目内眦"；手太阳小肠经"抵鼻，至目内眦"；足阳明胃经"交频中，旁约太阳之脉"；阳跷脉"循面，交目内眦"，阴跷脉"入频，属目内眦，合于太阳……"。

2. 如何理解"腰背委中求"？

答：委中属足太阳膀胱经。足太阳经脉，从头走足，其中一支经脉，夹脊柱两侧下行，直抵腰部，络肾，属膀胱，复从腰部分出，挟脊贯臀，下行入腘中；另一支从肩胛内下，过髀枢，沿大腿外侧后缘，向下行，与前支于委中穴处会合。根据经脉所过，及循经取穴的规律，委中穴具有治疗腰背病症的功能。

（六）病案分析题

参考答案：病位在腰，病机为肾虚腰痛。

病机分析：患者52岁，肾精亏虚，腰为肾之府，腰府失养，故出现腰部酸痛，腰膝酸软等症状。治法：舒筋活络，通经止痛。

近治取穴：大肠俞、肾俞、志室、命门、阿是穴等。

远治取穴：委中、昆仑等。

肾虚取穴：肾俞、太溪、志室、命门等。

定位略。

第十章 足少阴经络与腧穴 ▷▷▷▷

一、内容提要

1. 足少阴经络包括经脉、络脉、经别和经筋，要重点掌握《灵枢·经脉》对足少阴经脉循行的记载，熟悉足少阴经脉病候、络脉的循行和病候，以及经别的循行，了解足少阴经筋的循行和病候。

2. 掌握常用足少阴腧穴的定位、归经、主治和操作，熟悉非常用穴的定位和归经；了解穴位的局部层次解剖。

二、重点难点解析

足少阴肾经在足小趾与足太阳膀胱经衔接，主要分布于第 5 趾、足底及下肢内侧后缘和胸腹第一侧线。联系的脏腑、器官有喉咙、舌，属肾，络膀胱，贯肝，入肺，络心，在胸中与手厥阴心包经相接。足少阴腧穴主要治疗妇科病，前阴病，肺、肾、咽喉病及经脉循行部位的其他病症。治疗遗精、阳痿、小便不利常用大赫、水泉、阴谷和复溜；月经不调常用四满、太溪、然谷、照海。太溪穴有补肾气、益肾阴、健脑髓的功能，能治疗肾精亏虚所引起的眩晕、头痛、耳聋、耳鸣。本经胸部各穴应斜刺或平刺，不宜深刺，避免伤及内脏。

三、习题

（一）选择题

【A₁型题】

1. 足少阴肾经的首穴是（　　　）。
   A. 太溪　　　　　　　　　B. 俞府　　　　　　　　　C. 至阴
   D. 涌泉　　　　　　　　　E. 然谷
2. 然谷穴所属经脉是（　　　）。
   A. 足厥阴肝经　　　　　　B. 足太阴脾经　　　　　　C. 足少阴肾经
   D. 足太阳膀胱经　　　　　E. 足少阳胆经
3. 足少阴肾经的络穴是（　　　）。
   A. 大钟　　　　　　　　　B. 大包　　　　　　　　　C. 太溪
   D. 日月　　　　　　　　　E. 阴都

4. 既属于足少阴肾经的腧穴，又属于郄穴的穴位是（　　）。
    A. 交信　　　　　　　　　　B. 温溜　　　　　　　　　　C. 郄门
    D. 天井　　　　　　　　　　E. 复溜

5. 照海通于奇经八脉中的（　　）。
    A. 任脉　　　　　　　　　　B. 督脉　　　　　　　　　　C. 冲脉
    D. 带脉　　　　　　　　　　E. 阴跷脉

6. 内踝尖下 1 寸，内踝下缘边际凹陷中的穴位是（　　）。
    A. 侠溪　　　　　　　　　　B. 照海　　　　　　　　　　C. 大钟
    D. 中封　　　　　　　　　　E. 昆仑

7. 复溜穴位于（　　）。
    A. 水泉上 1 寸　　　　　　　B. 照海下 1 寸　　　　　　　C. 太溪上 2 寸
    D. 三阴交下 2 寸　　　　　　E. 交信前 1 寸

8. 属于足少阴肾经的穴位是（　　）。
    A. 阴郄　　　　　　　　　　B. 阴市　　　　　　　　　　C. 阴陵泉
    D. 阴谷　　　　　　　　　　E. 阴交

9. 经脉循行"贯脊"的是（　　）。
    A. 足太阳膀胱经　　　　　　B. 足厥阴肝经　　　　　　　C. 足少阴肾经
    D. 足太阴脾经　　　　　　　E. 足少阳胆经

10. 足少阴肾经在胸腹部循行距腹正中线和距胸正中线分别是（　　）。
    A. 2 寸和 1 寸　　　　　　　B. 4 寸和 2 寸　　　　　　　C. 6 寸和 4 寸
    D. 0.5 寸和 2 寸　　　　　　E. 2 寸和 0.5 寸

11. 在胸部，距前正中线 2 寸的经脉是（　　）。
    A. 足太阴脾经　　　　　　　B. 手太阴肺经　　　　　　　C. 足阳明胃经
    D. 足少阳胆经　　　　　　　E. 足少阴肾经

12. 十二经脉中，联系脏腑最多的经脉是（　　）。
    A. 足少阴肾经　　　　　　　B. 足厥阴肝经　　　　　　　C. 足太阳膀胱经
    D. 足阳明胃经　　　　　　　E. 手太阴肺经

13. **未**与足少阴肾经相联系的脏腑是（　　）。
    A. 膀胱　　　　　　　　　　B. 心　　　　　　　　　　　C. 肺
    D. 脾　　　　　　　　　　　E. 肝

14. 与阴跷脉相通的穴位是（　　）。
    A. 申脉　　　　　　　　　　B. 照海　　　　　　　　　　C. 公孙
    D. 临泣　　　　　　　　　　E. 内关

15. 位于腹部第一侧线的经脉是（　　）。
    A. 足太阴脾经　　　　　　　B. 足少阴肾经　　　　　　　C. 足阳明胃经
    D. 任脉　　　　　　　　　　E. 足少阳胆经

16. 足少阴肾经的母穴是（　　）。

A. 复溜   B. 阴谷   C. 涌泉

D. 然谷   E. 太溪

17. 用于发汗或治疗无汗时，合谷穴常配用的穴位是（   ）。

A. 足三里   B. 复溜   C. 太溪

D. 照海   E. 风池

18. 下列穴位除（   ）外，均平第 4 肋间隙。

A. 天池   B. 天溪   C. 膻中

D. 乳中   E. 步廊

19. 下列说法不正确的是（   ）。

A. 大钟穴是足少阴肾经络穴   B. 阴谷穴是足少阴肾经合穴

C. 太溪穴是足少阴肾经原穴   D. 筑宾穴是阴跷脉郄穴

E. 水泉穴是足少阴肾经郄穴

20. 关于足少阴络脉说法不正确的是（   ）。

A. 名曰大钟   B. 外贯腰脊   C. 气逆则霍乱

D. 实则闭癃   E. 虚则腰痛

21. 不属于足少阴肾经的穴位是（   ）。

A. 肓俞   B. 俞府   C. 阴谷

D. 曲骨   E. 然谷

22. 下列各穴中，与脐中相平的是（   ）。

A. 肓俞   B. 中枢   C. 中脘

D. 大赫   E. 横骨

23. 属足少阴肾经的腧穴是（   ）。

A. 血海   B. 少海   C. 小海

D. 照海   E. 气海

24. 太溪位于（   ）。

A. 内踝下缘凹陷处   B. 外踝下缘凹陷处

C. 内踝前下方凹陷处   D. 外踝高点与跟腱之间的凹陷处

E. 内踝高点与跟腱之间的凹陷处

【A₂型题】

患者咽干微肿，疼痛，午后和入夜尤甚，手足心热。舌红，少苔，脉细数。治疗宜取（   ）。

A. 太溪   B. 内庭   C. 承浆

D. 外关   E. 申脉

【B 型题】

A. 足少阴肾经的合水穴   B. 足少阴肾经的经金穴

C. 足少阴肾经的荥火穴   D. 足少阴肾经的输土穴

E. 足少阴肾经的井木穴

1. 太溪是　　答案：（　　）。
2. 涌泉是　　答案：（　　）。

A. 足少阴肾经 B. 足少阳胆经 C. 足阳明胃经
D. 足厥阴肝经 E 足太阴脾经

3. 在大腿上**没有**穴位的经脉是　　答案：（　　）。
4. 有 45 个穴位的经脉是　　答案：（　　）。

A. 筑宾 B. 照海 C. 交信
D. 地机 E. 大钟

5. 阴维脉的郄穴是　　答案：（　　）。
6. 阴跷脉的郄穴是　　答案：（　　）。

A. 商曲 B. 石关 C. 中注
D. 大赫 E. 阴都

7. 位于脐下 4 寸，前正中线旁开 0.5 寸的穴位是　　答案：（　　）。
8. 位于脐上 4 寸，前正中线旁开 0.5 寸的穴位是　　答案：（　　）。

A. 太溪 B. 然谷 C. 照海
D. 大钟 E. 水泉

9. 足少阴肾经的原穴是　　答案：（　　）。
10. 足少阴肾经的郄穴是　　答案：（　　）。

A. 横骨、气穴 B. 横骨、曲骨 C. 四满、商曲
D. 石关、阴都 E. 水道、归来

11. 根据骨度分寸，两穴之间相距 2 寸的是　　答案（　　）。
12. 根据骨度分寸，两穴之间相距 4 寸的是　　答案：（　　）。

【X 型题】
1. 足少阴肾经联系的脏腑有（　　）。
A. 肺 B. 心 C. 脾
D. 肝 E. 肾
2. 足少阴肾经联系的脏腑器官有（　　）。
A. 肺 B. 肝 C. 喉咙
D. 气管 E. 鼻
3. 循行到达心的经脉是（　　）。
A. 足少阴肾经 B. 足太阴脾经 C. 足少阳胆经
D. 手太阳小肠经 E. 手少阴心经
4. 到达舌本的经络有（　　）。

A. 足少阴肾经　　　　　　B. 手少阴络脉　　　　C. 足太阴脾经

D. 足厥阴肝经　　　　　　E. 足阳明胃经

5. 位于膝关节以下的足少阴肾经的特定穴有（　　）。

A. 大钟　　　　　　　　　B. 太溪　　　　　　　C. 照海

D. 复溜　　　　　　　　　E. 水泉

6. 太溪穴的主治有（　　）。

A. 咽喉肿痛　　　　　　　B. 阳痿　　　　　　　C. 腰背痛

D. 便秘　　　　　　　　　E. 月经不调

（二）名词解释

然骨

（三）填空题

1. 太溪穴既是足少阴肾经的 _____ 穴，又是 _____ 穴。

2. 水泉穴是足少阴肾经的 _____ 穴。

3. 复溜穴属于足少阴肾经 _____ 穴，在太溪穴上 ___ 寸。

4. 阴跷脉的郄穴是 _____，归属于 _____ 经。

（四）简答题

1. 请写出《灵枢·经脉》中足少阴肾经循行原文。

2. 写出足少阴肾经上五输穴的名称、定位。

（五）论述题

与"舌本"有联系的经脉有哪些？请写出相关的经脉循行原文。

参考答案

（一）选择题

【A₁型题】

1. D　2. C　3. A　4. A　5. E　6. B　7. C　8. D　9. C　10. D　11. E　12. A　13. D

14. B　15. B　16. A　17. B　18. E　19. D　20. C　21. D　22. A　23. D　24. E

【A₂型题】

A

【B型题】

1. D　2. E　3. A　4. C　5. A　6. C　7. D　8. E　9. A　10. E　11. A　12. C

【X型题】

1. ABDE　2. ABC　3. ABDE　4. ABC　5. ABCDE　6. ABCDE

（二）　名词解释

然骨：指内踝前突起的舟骨粗隆。

（三）　填空题

1. 输　原
2. 郄
3. 经（金）　2
4. 交信　足少阴肾

（四）　简答题

1. 请写出《灵枢·经脉》中足少阴肾经循行原文。

答：肾足少阴之脉，起于小指之下，邪走足心，出于然骨之下，循内踝之后，别入跟中，以上腨内，出腘内廉，上股内后廉，贯脊属肾，络膀胱。

其直者，从肾上贯肝膈，入肺中，循喉咙，挟舌本。

其支者，从肺出，络心，注胸中。

2. 写出足少阴肾经上五输穴的名称、定位。

答：足少阴肾经上五输穴分别是：

涌泉（井穴）

定位：在足底，屈足卷趾时足心最凹陷中。约当足底 2、3 趾蹼缘与足跟连线的前 1/3 与后 2/3 的交点处。

然谷（荥穴）

定位：在足内侧缘，足舟骨粗隆下方，赤白肉际。

太溪（输穴）

定位：在踝区，内踝尖与跟腱之间的凹陷处。

复溜（经穴）

定位：在小腿内侧，内踝尖上 2 寸，跟腱的前缘。

阴谷（合穴）

定位：在腘窝内侧，屈膝时，当半腱肌肌腱与半膜肌肌腱之间。

（五）　论述题

与"舌本"有联系的经脉有哪些？请写出相关的经脉循行原文。

答：与"舌本"有联系的经脉有足太阴脾经和足少阴肾经。

足太阴脾经的相关原文是"脾足太阴之脉，起于大指之端，循指内侧白肉际，过核骨后，上内踝前廉，上腨内，循胫骨后，交出厥阴之前，上循膝股内前廉，入腹，属脾，络胃，上膈，挟咽，连舌本，散舌下"。

足少阴肾经的相关原文是"其直者，从肾上贯肝膈，入肺中，循喉咙，挟舌本"。

第十一章　手厥阴经络与腧穴 ▷▷▷

一、内容提要

1. 手厥阴经络包括经脉、络脉、经别和经筋，要重点掌握《灵枢·经脉》对手厥阴经脉循行的记载，熟悉手厥阴经脉病候、络脉的循行和病候，以及经别的循行，了解手厥阴经筋的循行和病候。

2. 掌握常用手厥阴腧穴的定位、归经、主治和操作，熟悉非常用穴的定位和归经；了解穴位的局部层次解剖。

二、重点难点解析

手厥阴心包经在胸中与足少阴肾经衔接，主要分布于胸胁、上肢内侧中间、掌中、中指。联系的脏腑、器官有属心包，络三焦，在无名指端与手少阳三焦经相接。手厥阴腧穴主要治疗心、胸、胃、神志病及经脉循行部位的其他病症。治疗心、胸、胃病常用曲泽、郄门、间使、内关和大陵；治疗神志病常用间使、大陵、劳宫。内关有宣通三焦，醒脑开窍，行气止痛的功效；天池以治疗胸胁痛、心肺病为主，针刺应斜刺或平刺。

三、习题

（一）选择题

【A₁型题】

1. 手厥阴心包经脉的循行起于（　　）。
   A. 中焦　　　　　　　　B. 中脘　　　　　　　　C. 心中
   D. 胸中　　　　　　　　E. 心包络

2. "循胸出胁，下腋三寸，上抵腋下"的是（　　）。
   A. 手厥阴经脉　　　　　B. 手厥阴络脉　　　　　C. 手厥阴经别
   D. 足太阴经脉　　　　　E. 足太阴络脉

3. "行太阴、少阴之间，入肘中"的经脉是（　　）。
   A. 肺经　　　　　　　　B. 大肠经　　　　　　　C. 心经
   D. 小肠经　　　　　　　E. 心包经

4. "行两筋之间，入掌中，循中指，出其端"的是（　　）。
   A. 手少阴经脉　　　　　B. 手厥阴经脉　　　　　C. 手阳明经脉

D. 手阳明络脉   E. 手太阴络脉

5. 下列经脉中，有表里关系的是（   ）。
   A. 肾与心包   B. 胆与三焦   C. 心包与三焦
   D. 肝与心   E. 脾与肺

6. "别下渊腋三寸，入胸中，别属三焦……"的是（   ）。
   A. 足太阴经脉   B. 足太阴络脉   C. 手厥阴经脉
   D. 手厥阴络脉   E. 手厥阴经别

7. 手厥阴心包经与手少阳三焦经交接的部位是（   ）。
   A. 中指内侧   B. 中指外侧   C. 中指指尖
   D. 食指   E. 无名指

8. 手厥阴心包经在上肢的循行路线是（   ）。
   A. 上肢内侧前廉   B. 上肢内侧后廉   C. 上肢内侧中部
   D. 上肢外侧前廉   E. 上肢外侧后廉

9. 在掌区，横平第3掌指关节近端，第2、3掌骨之间偏于第3掌骨的穴位是（   ）。
   A. 中冲   B. 合谷   C. 鱼际
   D. 劳宫   E. 少府

10. 手厥阴心包经与阴维脉交通的穴位是（   ）。
   A. 劳宫   B. 内关   C. 下关
   D. 大陵   E. 列缺

11. 以下**不属于**心包经腧穴主治病候的是（   ）。
   A. 心痛   B. 胃痛   C. 腰痛
   D. 心悸   E. 癫狂

12. 手厥阴心包经五输穴中的经穴名为（   ）。
   A. 曲泽   B. 间使   C. 郄门
   D. 经渠   E. 大陵

13. 与足少阴肾经在胸中交接的经脉是（   ）。
   A. 手少阴心经   B. 足太阳膀胱经   C. 手少阳三焦经
   D. 手厥阴心包经   E. 手太阳小肠经

14. 与手厥阴经别相合的经脉是（   ）。
   A. 足阳明经   B. 手少阳经   C. 手阳明经
   D. 足少阳经   E. 手太阳经

15. "主脉所生病者"的经脉是（   ）。
   A. 手厥阴心包经   B. 手太阴肺经   C. 足太阳膀胱经
   D. 手少阴心经   E. 足少阴肾经

16. 手厥阴心包经的原穴是（   ）。
   A. 内关   B. 大陵   C. 间使
   D. 通里   E. 神门

17. 手厥阴经别"出"（   ）。

A. 面   B. 口   C. 耳后

D. 项   E. 耳前

18. 在肘横纹中，肱二头肌腱尺侧凹陷处的腧穴是（　　）。

A. 少海   B. 小海   C. 曲泽

D. 曲池   E. 尺泽

19. 用于治疗心痛、心悸、呕血、咳血的腧穴是（　　）。

A. 内关   B. 孔最   C. 间使

D. 外关   E. 郄门

20. 下列穴位中，**不在**第 4 肋间隙中或与其相平的穴位是（　　）。

A. 天溪   B. 乳中   C. 天池

D. 中庭   E. 膻中

21. 位于肘横纹上的穴位有（　　）。

A. 天池，曲池   B. 尺泽，曲泽   C. 天井，曲池

D. 小海，少海   E. 曲泽，少海

22. **不属于**特定穴的是（　　）。

A. 内关   B. 间使   C. 天泉

D. 劳宫   E. 大陵

23. 《灵枢·经脉》中手厥阴经脉的循行是（　　）。

A. 起于心中   B. 起于胸中，出属心包

C. 复从心系，却上肺   D. 上挟咽，系目系

E. 下膈，络小肠

24. 下列**不属于**手厥阴经脉的主治病候是（　　）。

A. 面赤，目黄   B. 烦心，心痛   C. 手心热

D. 嗌干   E. 胸胁支满，心中澹澹大动

25. 下列**不属**手厥阴心包经的穴位是（　　）。

A. 间使   B. 阴郄   C. 曲泽

D. 郄门   E. 天泉

26. 腕横纹中央，掌长肌腱与桡侧腕屈肌腱之间的穴位是（　　）。

A. 阳溪   B. 太渊   C. 大陵

D. 神门   E. 腕骨

【A₂型题】

1. 患者突发胸闷及心前区疼痛，伴心悸、胸闷、气短、出汗，面色苍白。治疗宜取（　　）。

A. 公孙   B. 太渊   C. 内关

D. 足三里   E. 合谷

2. 患者因近日过食辛辣厚味和劳累，接连在口腔上、下腭黏膜处出现圆形溃疡。治疗宜选（　　）。

A. 劳宫   B. 外关   C. 印堂

D. 足三里   E. 承浆

【B 型题】

A. 太渊   B. 大都   C. 大陵

D. 阴郄   E. 郄门

1. 心包经的郄穴是　　答案：（　　）。

2. 心包经的原穴是　　答案：（　　）。

A. "去腕两寸，出于两筋之间"　　B. "上出两指之间、循手表腕"

C. "从肺出，络心，注胸中"　　D. "循胸出胁，下腋三寸"

E. "出渊腋下三寸，布胸中"

3. 肾经与心包经交接的支脉是　　答案：（　　）。

4. 手厥阴心包经的循行是　　答案：（　　）。

A. 心包经的荥火穴　　B. 心包经的井金穴

C. 心包经的输土穴　　D. 心包经的合水穴

E. 心包经的井木穴

5. 曲泽是　　答案：（　　）。

6. 中冲是　　答案：（　　）。

A. 井穴   B. 荥穴   C. 输穴

D. 八会穴   E. 八脉交会穴

7. 内关是　　答案：（　　）。

8. 大陵是　　答案：（　　）。

A. 癫狂、昏迷、小儿惊风　　B. 心痛、呕吐、呃逆、癫痫

C. 心痛、呕血、咳血、鼻衄　　D. 胸痛、咳嗽、肘臂挛痛

E. 热病、中暑、舌强肿痛

9. 腕掌侧远端横纹上 5 寸，两筋间的穴位主治　　答案：（　　）。

10. 腕掌侧远端横纹上 2 寸，两筋间的穴位主治　　答案：（　　）。

A. 足太阴经与手太阳经交接处　　B. 手厥阴经与手少阳经交接处

C. 足少阴经与手少阴经交接处　　D. 足少阳经与足厥阴经交接处

E. 足少阴经与手厥阴经交接处

11. 胸中是　　答案：（　　）。

12. 手无名指端是　　答案：（　　）。

A. 大陵   B. 内关   C. 间使

D. 郄门   E. 阴郄

13. 手厥阴心包经的输穴是　　答案：（　　）。

14. 手厥阴心包经的原穴是　　答案：（　　）。

　　A. 手厥阴经脉　　　　　　B. 手少阳经脉　　　　　C. 手厥阴络脉

　　D. 手少阳络脉　　　　　　E. 手厥阴经别

15. "出于两筋之间，循经以上，系于心包，络心系"的是　　答案：（　　）。

16. "入胸中，别属三焦……出耳后，合少阳完骨之下"的是　　答案：（　　）。

【X 型题】

1. 手厥阴心包经病候包括（　　）。

　　A. 胸胁支满　　　　　　　B. 目黄　　　　　　　　C. 面微有尘

　　D. 喉痹　　　　　　　　　E. 喜笑不休

2. 以下属于心包经腧穴主治病候的是（　　）。

　　A. 心痛　　　　　　　　　B. 胃痛　　　　　　　　C. 腰痛

　　D. 心悸　　　　　　　　　E. 癫狂

3. 可治疗心悸的腧穴有（　　）。

　　A. 内关　　　　　　　　　B. 神门　　　　　　　　C. 心俞

　　D. 厥阴俞　　　　　　　　E. 巨阙

4. 内关穴的主治病症有（　　）。

　　A. 心痛　　　　　　　　　B. 癫狂痫　　　　　　　C. 遗尿

　　D. 胃痛　　　　　　　　　E. 胸闷

（二）名词解释

1. 历络三焦

2. 小指次指

（三）填空题

1. 手厥阴心包经脉的起止穴为_____和_____。

2. 内关既是手厥阴心包经的_____穴，又为八脉交会穴之一，通_____脉。

3. 曲泽是_____经的合穴，位于肘横纹中，肱二头肌腱的____侧缘凹陷中。

4. 手厥阴经脉的郄穴是_____，位于腕掌侧远端横纹上____寸。

5. 手厥阴心包经中长于泻火除烦，治疗口疮的穴是 _____。

（四）简答题

1. 请写出《灵枢·经脉》中手厥阴心包经循行原文。

2. 简述内关穴的功能主治。

参考答案

（一）选择题

【A₁型题】

1. D 2. A 3. E 4. B 5. C 6. E 7. E 8. C 9. D 10. B 11. C 12. B 13. D
14. B 15. A 16. B 17. C 18. C 19. E 20. D 21. B 22. C 23. B 24. D 25. B
26. C

【A₂型题】

1. C 2. A

【B型题】

1. E 2. C 3. C 4. D 5. D 6. E 7. E 8. C 9. C 10. B 11. E 12. B 13. A
14. A 15. C 16. E

【X型题】

1. ABE 2. ABDE 3. ABCDE 4. ABDE

（二）名词解释

1. 历络三焦：指自胸至腹依次联络上、中、下三焦。
2. 小指次指：从小指数起的第2指，即无名指。

（三）填空题

1. 天池　中冲
2. 络　阴维
3. 手厥阴心包　尺
4. 郄门　5
5. 劳宫

（四）简答题

1. 请写出《灵枢·经脉》中手厥阴心包经循行原文。

答：心主手厥阴心包络之脉，起于胸中，出属心包，下膈，历络三焦。

其支者，循胸出胁，下腋三寸，上抵腋下，循臑内，行太阴、少阴之间，入肘中，下臂，行两筋之间，入掌中，循中指，出其端。

其支者，别掌中，循小指次指出其端。

2. 简述内关穴的功能主治。

答：内关为手厥阴心包经络穴，有通心调神，和胃降逆，行气止痛等功效。它是治疗心、胸、胃、神志病的常用穴；又为八脉交会穴，通阴维脉。阴维脉病，易出现心痛、胃痛、胸腹痛等里症，所以又说"阴维为病苦心痛"。故内关穴主要用于四方面疾病的治疗：①心悸，心痛，胸闷；②胃痛，呕吐，呃逆；③癫狂痫；④肘臂痛。若内关与其他穴位配合则治疗范围更广泛，如与合谷、液门相配治疗手指麻木，与神门相配治疗失眠等。

第十二章　手少阳经络与腧穴 ▷▷▷▷

一、内容提要

1. 手少阳经络包括经脉、络脉、经别和经筋，要重点掌握《灵枢·经脉》对手少阳经脉循行的记载，熟悉手少阳经脉病候、络脉的循行和病候，以及经别的循行，了解手少阳经筋的循行和病候。

2. 掌握常用手少阳腧穴的定位、归经、主治和操作，熟悉非常用穴的定位和归经；了解穴位的局部层次解剖。

二、重点难点解析

手少阳三焦经在无名指与手厥阴心包经衔接，主要分布于上肢外侧中间、肩颈和头面。联系的脏腑、器官有耳、目，属三焦，络心包，在目外眦与足少阳胆经相接。手少阳腧穴主要治疗侧头、耳、目、咽喉、胸胁病，热病及经脉循行部位的其他病症。治疗目疾常用丝竹空、液门、关冲；治疗耳疾常用耳门、翳风、中渚、外关、液门；治疗咽喉病常用关冲、液门、中渚；治疗偏头痛常用丝竹空、角孙、外关、天井；治疗热病常用关冲、中渚、外关、支沟。翳风长于治疗耳、口、齿、面颊病；支沟长于泻热通便。

三、习题

（一）选择题

【A₁型题】

1. 手少阳三焦经脉的循行起于（　　）。
   A. 胸中　　　　　　B. 心中　　　　　　C. 中指之端
   D. 食指之端　　　　E. 无名指之端

2. "上出两指之间，循手表腕"的经脉是（　　）。
   A. 手厥阴经脉　　　B. 手少阴经脉　　　C. 手少阳经脉
   D. 手阳明经脉　　　E. 手太阳经脉

3. 循行"入耳中，出走耳前，……，至目锐眦"的经脉是（　　）。
   A. 心经　　　　　　B. 小肠经　　　　　C. 大肠经
   D. 三焦经　　　　　E. 肺经

4. "上贯肘，循臑外上肩，而交出足少阳之后"的经脉是（　　）。

A. 胃经   B. 膀胱经   C. 三焦经

D. 大肠经   E. 小肠经

5. 手少阳三焦经脉的循行是（　　　）。

A. "上入两筋之中，循臂上廉，入肘外廉"

B. "循手表腕，出臂外两骨之间，上贯肘"

C. "循臂骨下廉，出肘内侧两骨之间"

D. "出肩解，绕肩胛，交肩上，入缺盆"

E. "从缺盆循颈，上颊，至目锐眦，却入耳中"

6. 手少阳三焦经通阳维脉的穴位是（　　　）。

A. 阳池   B. 阳溪   C. 外关

D. 内关   E. 上关

7. 手少阳经与足少阳经脉相交接的部位在（　　　）。

A. 鼻旁   B. 耳旁   C. 目下

D. 目内眦   E. 目外眦

8. 手少阳三焦经脉循行于头面部，联系的器官有（　　　）。

A. 口、齿   B. 鼻、目   C. 目、耳

D. 耳、鼻   E. 口、舌

9. 手少阳三焦经主治的是（　　　）。

A. 气所生病   B. 血所生病   C. 津所生病

D. 液所生病   E. 脉所生病

10. "去腕二寸，外绕臂，注胸中，合心主"的是（　　　）。

A. 手少阳经脉   B. 手少阳经别   C. 手厥阴经脉

D. 手厥阴经别   E. 手少阳络脉

11. 以下**不属于**三焦经腧穴主治病候的是（　　　）。

A. 目赤肿痛   B. 耳鸣耳聋   C. 偏头痛

D. 腹胀满   E. 热病

12. "耳聋，浑浑焞焞，嗌肿，喉痹"属于（　　　）。

A. 大肠经病候   B 小肠经病候   C. 三焦经病候

D. 膀胱经病候   E. 胃经病候

13. 手少阳三焦经的原穴是（　　　）。

A. 液门   B. 支沟   C. 中渚

D. 阳溪   E. 阳池

14. 手少阳三焦经的郄穴是（　　　）。

A. 郄门   B. 阴郄   C. 会宗

D. 外关   E. 支沟

15. 手少阳三焦经腧穴中能治疗肘臂痛及瘰疬的是（　　　）。

A. 液门   B. 支沟   C. 曲池

D. 天井　　　　　　　　　　E. 外关

16. 属于三焦经，宜张口直刺的腧穴是（　　　）。

A. 听宫　　　　　　　B. 耳门　　　　　　　C. 上关

D. 下关　　　　　　　E. 翳风

17. 位于阳池穴上 3 寸，尺骨与桡骨间隙中点的腧穴是（　　　）。

A. 偏历　　　　　　　B. 会宗　　　　　　　C. 支沟

D. 支正　　　　　　　E. 外关

18. 天井穴位于（　　　）。

A. 肘尖下方凹陷处　　　　B. 肘尖上方凹陷处　　　　C. 肘尖上 1 寸凹陷处

D. 肘横纹上两骨之间　　　E. 大椎与肩峰连线的中点

19. 属于三焦经，位于肩峰角与肱骨大结节两骨间凹陷中的腧穴是（　　　）。

A. 肩贞　　　　　　　B. 肩井　　　　　　　C. 肩髃

D. 肩髎　　　　　　　E. 天髎

20. 位于耳垂后方，乳突下端前方凹陷中的腧穴是（　　　）。

A. 天容　　　　　　　B. 天柱　　　　　　　C. 完骨

D. 翳明　　　　　　　E. 翳风

21. 三焦经穴中长于治疗便秘的腧穴是（　　　）。

A. 外关　　　　　　　B 天井　　　　　　　C. 阳池

D. 支沟　　　　　　　E. 三阳络

22. 用灯火灸治疗小儿腮腺炎最宜选取（　　　）。

A. 百会　　　　　　　B. 角孙　　　　　　　C. 头维

D. 耳门　　　　　　　E. 肩井

23. 根据经脉循行，针灸治疗耳鸣耳聋宜选取的一组腧穴为（　　　）。

A. 翳风、听宫、中渚　　　B. 耳尖、耳门、耳中

C. 头维、外关、足临泣　　D. 颊车、下关、合谷

E. 风池、率谷、丝竹空

24. 手少阳经的起止穴分别是（　　　）。

A. 关冲、耳门　　　　　　B. 天冲、丝竹空　　　　　C 关冲、丝竹空

D. 少冲、听宫　　　　　　E. 天池、中冲

25. 属于手少阳三焦经的穴名有（　　　）。

A. 19 个　　　　　　　B. 20 个　　　　　　　C. 21 个

D. 23 个　　　　　　　E. 27 个

26. 手少阳三焦经与足少阳胆经的循行交接部位是（　　　）。

A. 鼻旁　　　　　　　B. 目外眦　　　　　　C. 目内眦

D. 无名指端　　　　　E. 足小趾端

27. "客主人"在《灵枢·经脉》中是指（　　　）。

A. 上关穴　　　　　　B. 下关穴　　　　　　C. 颊车穴

D. 耳和髎穴　　　　　　　　E. 角孙穴

28. 以下腧穴定位**不正确**的是（　　　）。

A. 听宫位于耳屏前，下颌骨髁状突之后

B. 耳门位于耳屏上切迹前，下颌骨髁状突之后

C. 翳风在耳垂后方，当乳突与下颌角之间的凹陷处

D. 天容在下颌角的后方，当胸锁乳突肌之后的凹陷处

E. 听会位于屏间切迹前，下颌骨髁状突之后

29. 下列腧穴定位正确者是（　　　）。

A. 中极距关元 2 寸，距归来 2 寸

B. 郄门距内关 2 寸，距曲泽 7 寸

C. 支沟距阳池 3 寸，距外关 1 寸

D. 偏历距阳溪 3 寸，距温溜 3 寸

E. 间使距大陵 3 寸，距郄门 1 寸

30. 经脉循行达目锐眦的有（　　　）。

A. 足少阳胆经，足厥阴肝经，足阳明胃经

B. 足少阳胆经，手少阳三焦经，手太阳小肠经

C. 手少阳三焦经，手少阴心经，足少阳胆经

D. 足太阳膀胱经，足阳明胃经，足少阳胆经

E. 足少阳胆经，足阳明胃经，手阳明大肠经

31. 下列各穴中，**不属于**三焦经的是（　　　）。

A. 三阳络　　　　　　B. 臑会　　　　　　　C. 会宗

D. 天宗　　　　　　　E. 天髎

32. 三焦经中宜平刺的腧穴是（　　　）。

A. 天池　　　　　　　B. 肩髎　　　　　　　C. 翳风

D. 丝竹空　　　　　　E. 耳门

33. 可主治头痛、目赤肿痛、咽喉肿痛的腧穴属于（　　　）。

A. 足三阴经　　　　　B. 足三阳经　　　　　C. 手三阴经

D. 手三阳经　　　　　E. 任、督脉

34. 下列经穴数**错误**的是（　　　）。

A. 手太阴经 11 穴　　B. 手厥阴经 9 穴　　　C. 手太阳经 21 穴

D. 手少阳经 23 穴　　E. 手阳明经 20 穴

35. 主治发热、便秘、胁痛的腧穴是（　　　）。

A. 曲池　　　　　　　B. 天枢　　　　　　　C. 孔最

D. 大包　　　　　　　E. 支沟

36. 与肘横纹不在同一条线上的合穴是（　　　）。

A. 天井　　　　　　　B. 曲池　　　　　　　C. 曲泽

D. 少海　　　　　　　E. 小海

37. 治疗肩关节疼痛的"肩三针"通常是指（　　）。
    A. 肩髃、肩中俞、肩外俞　　B. 肩髎、肩髃、肩中俞
    C. 肩井、肩髃、肩贞　　　　D. 肩髎、肩髃、肩贞
    E. 肩井、肩髃、肩外俞

38. 翳风穴位于（　　）。
    A. 胸锁乳突肌后缘，平下颌角处
    B. 乳突前下方与下颌角之间的凹陷中
    C. 乳突后下方凹陷中
    D. 胸锁乳突肌与斜方肌上端之间的凹陷中
    E. 后发际正中直上 0.5 寸，旁开 1.3 寸，当斜方肌外缘凹陷中

【A₂型题】

1. 患者，女，58 岁，近日自觉耳内鸣响，如蝉如潮，妨碍听觉。治疗宜选（　　）。
    A. 翳风　　　　　　B. 丰隆　　　　　　C. 阳谷
    D. 角孙　　　　　　E. 太阳

2. 患者，男，34 岁，近日左侧胁肋疼痛，常反复发作，被诊断为胁肋神经痛。治疗宜选（　　）。
    A. 关冲　　　　　　B. 合谷　　　　　　C. 阳池
    D. 支沟　　　　　　E. 商丘

【B 型题】

    A. 阳池　　　　　　B. 阳溪　　　　　　C. 后溪
    D. 支沟　　　　　　E. 外关

1. 八脉交会穴中与阳维脉相通的穴是　答案：（　　）。
2. 属于三焦经又是五输穴中的经穴是　答案：（　　）。

    A. "从耳后入耳中，出走耳前，过客主人"
    B. "上抵头角，下耳后"
    C. "从耳后入耳中，出走耳前，至目锐眦后"
    D. "至目锐眦，却入耳中"
    E. "从巅至耳上角"

3. 手少阳三焦经的循行是　答案：（　　）。
4. 手太阳小肠经的循行是　答案：（　　）。

    A. 三焦经的合水穴　　B. 三焦经的合土穴　　C. 三焦经的荥火穴
    D. 三焦经的井金穴　　E. 三焦经的井木穴

5. 关冲是　答案：（　　）。
6. 天井是　答案：（　　）。

A. 手无名指末节桡侧指甲角旁

B. 手无名末节尺侧指甲角旁

C. 腕背横纹上 2 寸，尺骨与桡骨之间

D. 腕背横纹上 3 寸，尺骨的桡侧缘

E. 阳池与肘尖连线上，腕背横纹上 3 寸

7. 手少阳三焦经的井穴位于　　答案：（　　　）。

8. 手少阳三焦经的郄穴位于　　答案：（　　　）。

A. 3 寸　　　　　　　　　B. 4 寸　　　　　　　　　C. 11 寸

D. 12 寸　　　　　　　　E. 13 寸

9. 阳池与天井之间的骨度分寸是　　答案：（　　　）。

10. 会宗与阳池之间的骨度分寸是　　答案：（　　　）。

A. 目下　　　　　　　　　B. 目上　　　　　　　　　C. 目内眦

D. 目外眦　　　　　　　　E. 鼻旁

11. 手少阳经与足少阳经脉相交接的部位在　　答案：（　　　）。

12. 手太阳经与足太阳经脉相交接的部位在　　答案：（　　　）。

A. "循手表腕，出臂外两骨之间，上贯肘"

B. "下臂，行两筋之间，入掌中"

C. "上入两筋之中，循臂上廉，入肘外廉"

D. "去腕二寸，外绕臂，注胸中，合心主"

E. "去腕二寸，出于两筋之间……络心系"

13. 手少阳络脉的循行是　　答案：（　　　）。

14. 手厥阴络脉的循行是　　答案：（　　　）。

A. 手阳明经别　　　　　　B. 手阳明络脉　　　　　　C. 手少阳经别

D. 手少阳络脉　　　　　　E. 手少阳经脉

15. "系耳后，直上出耳上角"的是　　答案：（　　　）。

16. "入耳，合于宗脉"的是　　答案：（　　　）。

A. 喉痹　　　　　　　　　B. 齿痛　　　　　　　　　C. 心悸

D. 头痛　　　　　　　　　E. 肩痛

17. **不属于**手少阳经腧穴主治病候的是　　答案：（　　　）。

18. **不属于**手阳明经腧穴主治病候的是　　答案：（　　　）。

A. 手阳明大肠经　　　　　B. 手太阳小肠经　　　　　C. 手少阳三焦经

    D. 足阳明胃经　　　　　　　E. 足太阳膀胱经

19. 耳门穴归属于　　答案：（　　　）。

20. 会宗穴归属于　　答案：（　　　）。

【X 型题】

1. 手少阳三焦经病候包括（　　　）。

    A. 耳鸣耳聋　　　　　　　B. 嗌肿　　　　　　　C. 喉痹

    D. 面微有尘　　　　　　　E. 目锐眦痛

2. 关于手少阳三焦经循行，正确的是（　　　）。

    A. 起于大指次指之端

    B. 循手表腕，出臂外两骨之间

    C. 入缺盆，布膻中，散络心包

    D. 上出缺盆，上项，系耳后

    E. 从耳后入耳中，出走耳前……至目锐眦后

3. 翳风穴可以治疗的疾病有（　　　）。

    A. 耳鸣　　　　　　　　　B. 口眼㖞斜　　　　　C. 颊肿

    D. 呃逆　　　　　　　　　E. 瘰疬

4. 与三焦经相交接的经脉是（　　　）。

    A. 足少阳　　　　　　　　B. 足阳明　　　　　　C. 手厥阴

    D. 手阳明　　　　　　　　E. 足厥阴

（二）名词解释

1. 目锐眦

2. 手表腕

3. 臂外两骨

（三）填空题

1. "手少阳之正，指天，别于巅……"是指手少阳＿＿＿＿＿的循行。

2. "耳聋，浑浑焞焞，嗌肿，喉痹"属于＿＿＿＿＿＿经病候。

3. 在小指次指相交接的经脉是＿＿＿＿＿＿＿＿＿＿＿＿＿＿＿。

4. 手少阳三焦经脉联系的脏腑是＿＿＿＿＿＿＿＿＿＿＿。

5. 三焦经的原穴是＿＿＿＿＿＿，定位在＿＿＿＿＿＿＿＿＿＿＿＿＿＿。

6. 外关穴属于特定穴中的＿＿＿＿＿和＿＿＿＿＿＿。

7. 手少阳经的合穴是＿＿＿＿＿，定位在＿＿＿＿＿＿＿＿＿＿＿＿＿＿。

（四）简答题

1. 请写出《灵枢·经脉》中手少阳三焦经循行原文，及其腧穴主治概要。

2. 简述外关穴的主治作用。

（五）病案分析题

1. 刘某，男，45 岁。主诉：左肩臂痛 4 月有余，患者于 7 月 4 日白天搬运货物时间较长，晚上睡觉时左肩臂疼痛剧烈，如针刺样，自服用强的松、布洛芬，疼痛稍减。但稍微活动则诱发疼痛，活动受限，遂就诊于针灸门诊进行治疗。查体：左肩臂疼痛酸重，夜间加重，屈伸不利，后伸 30°、外展 45°，活动受限，肩前、后及外侧均有压痛，尤以后方为甚，常因天气变化和劳累后加重，疼痛遇热则舒。舌质淡红，苔薄白，脉弦细。

请根据患者情况，给出您的针灸治疗方案。要求：

（1）至少写出 3 个以上的穴位，且这些穴位要分属于不同的经脉。

（2）请写出所选穴位的归经和取穴方法。

（3）请简述选穴依据。

2. 患者，男，27 岁。发热 2 天后，出现咽喉疼痛，吞咽不利，遂来就诊。症见：咽喉红肿疼痛，吞咽困难，咳嗽，体温高（38.4℃），舌红苔黄，脉洪大。拟清热祛风利咽、消肿止痛。

请针对患者情况，结合拟定的治疗原则，写出针灸处方。要求：

（1）写出至少 4 个以上的穴位，且来自至少 4 条不同的经脉（包括经穴和经外奇穴）。

（2）请写出上述穴位的归经和取穴方法。

（3）请给出选择上述穴位的取穴依据。

参考答案

（一）选择题

【A₁型题】

1. E　2. C　3. D　4. C　5. B　6. C　7. E　8. C　9. A　10. E　11. D　12. C　13. E
14. C　15. D　16. B　17. C　18. C　19. D　20. E　21. D　22. B　23. A　24. C　25. D
26. B　27. A　28. C　29. C　30. B　31. D　32. D　33. C　34. C　35. E　36. A　37. D
38. B

【A₂型题】

1. A　2. D

【B 型题】

1. E　2. D　3. A　4. D　5. D　6. B　7. B　8. D　9. E　10. A　11. D　12. C　13. D
14. E　15. E　16. B　17. B　18. C　19. C　20. C

（二）名词解释

1. 目锐眦：指外眼角部。

2. 手表腕：指手背腕关节部。

3. 臂外两骨：指前臂伸侧的尺骨与桡骨。

（三） 填空题

1. 经别

2. 手少阳三焦

3. 手厥阴与手少阳

4. 心包、三焦

5. 阳池　腕背侧远端横纹上，指伸肌腱的尺侧缘凹陷中

6. 络穴　八脉交会穴

7. 天井　肘尖上 1 寸凹陷中

（四） 简答题

1. 请写出《灵枢·经脉》中手少阳三焦经循行原文，及其腧穴主治概要。

答：三焦手少阳之脉，起于小指次指之端，上出两指之间，循手表腕，出臂外两骨之间，上贯肘，循臑外上肩，而交出足少阳之后，入缺盆，布膻中，散络心包，下膈，遍属三焦。

其支者，从膻中，上出缺盆，上项，系耳后，直上出耳上角，以屈下颊至䪼。

其支者，从耳后入耳中，出走耳前，过客主人，前交颊，至目锐眦。

手少阳三焦经腧穴主要治疗头面五官病，热病及其经脉所过部位的相关病候。如：偏头痛、目疾、耳疾、咽喉病，热病汗出或无汗，肩臂痛或上肢痿废、疼痛等。

2. 简述外关穴的主治作用。

答：（1）外关穴有通经活络，行气活血的作用，治疗局部和与经脉循行有关的病症。如：手指腕臂疼痛，肘臂屈伸不利，肩臂痛，胁肋痛等。

（2）由于三焦经脉上行至头，与耳、目等器官联系，故外关穴有清利头目，宣通耳窍等作用，主治头痛、目赤肿痛、耳鸣耳聋、咽喉肿痛等。

（3）外关与奇经八脉的阳维脉相通，有疏风散热解表作用，以治疗热病汗出或恶寒发热为其擅长。

（五） 病案分析题

1. 参考答案：

（1）肩髃、肩髎、肩贞、肩前、后溪、合谷、曲池等。

（2）肩髃、合谷、曲池是手阳明大肠经腧穴。肩髃位于三角肌区，肩峰外侧缘前端于肱骨大结节两骨间凹陷中；合谷位于第 2 掌骨桡侧中点处；曲池位于尺泽与肱骨外上髁连线的中点处。肩髎是手少阳三焦经的腧穴，位于三角肌区，肩峰角与肱骨大结节两骨间凹陷中。肩贞、后溪是手太阳小肠经腧穴。肩贞位于肩胛区，肩关节后下方，腋后纹头直上 1 寸；后溪位于第 5 掌指关节尺侧近端赤白肉际凹陷中。肩前是经外奇穴，

位于正坐垂肩，腋前皱襞顶端与肩髃连线的中点。

（3）肩髃、肩髎、肩贞、肩前均为局部选穴，可疏通肩部经络气血，活血祛风而止痛。后溪、合谷、曲池为循经远道取穴，可通经活络、祛风止痛。

2. 参考答案：

（1）取穴：少商（肺经）、商阳（大肠经）、关冲（三焦经）、天容（小肠经）、内庭（胃经）、风池（胆经）、外关（三焦经）等。以下远道取穴亦可：列缺、鱼际、太渊、列缺、孔最、尺泽等肺经穴；二间、三间、阳溪、偏历、温溜等大肠经穴；液门、中渚等三焦经穴；厉兑等胃经穴。以下临近取穴亦可：天鼎、扶突等大肠经穴；天窗（小肠经）、水突（胃经）、天突（任脉）等。

（2）归经、定位略。

（3）取穴依据：患者诊断为咽喉肿痛（外感风热）。喉为肺系，大肠与肺相表里。少商为手太阴肺经的井穴、点刺出血，可清泻肺热，为治咽喉肿痛的要穴；商阳为手阳明大肠经的井穴，点刺出血，可疏泄阳明郁热，清热利咽；关冲为手少阳三焦经的井穴，点刺出血，可清泻三焦之火，消肿利咽；天容位于咽喉附近，属手太阳小肠经，清热利咽作用显著；内庭为足阳明胃经荥穴，"荥主身热"，善清胃经之火，清热利咽。外感风热可配风池、外关。

第十三章　足少阳经络与腧穴 ▷▷▷

一、内容提要

1. 足少阳经络包括经脉、络脉、经别和经筋，要重点掌握《灵枢·经脉》对足少阳经脉循行的记载，熟悉足少阳经脉病候、络脉的循行和病候，以及经别的循行，了解足少阳经筋的循行和病候。

2. 掌握常用足少阳腧穴的定位、归经、主治和操作，熟悉非常用穴的定位和归经；了解穴位的局部层次解剖。

二、重点难点解析

足少阳胆经在目外眦与手少阳三焦经衔接，主要分布于头面、胁肋、下肢外侧中间、第4趾和大趾。联系的脏腑器官有目、耳，属胆，络肝，在足大趾甲后与足厥阴肝经相接。足少阳腧穴主要治疗侧头、目、耳、咽喉、肝胆病，神志病，热病及经脉循行部位的其他病症。治疗目疾常用瞳子髎、目窗、头临泣、风池和足临泣。治疗耳疾常用听会、侠溪和足临泣；治疗偏头痛常用悬颅、悬厘和足临泣；治疗乳房疾患常用肩井和光明；治疗胸胁疼痛常用日月、阳陵泉、外丘和足临泣。风池和风市有祛风的功能；阳陵泉、外丘和丘墟有疏肝理气的功能。应注意针刺风池和肩井的角度与深度。

三、习题

（一）选择题

【A₁型题】

1. "耳前三穴"（耳门、听宫、听会），其归经由上至下分别是（　　）。

  A. 三焦经、小肠经、胆经　　B. 小肠经、胆经、三焦经

  C. 胆经、三焦经、小肠经　　D. 三焦经、胆经、小肠经

  E. 胆经、小肠经、三焦经

2. 足少阳胆经的率谷穴位于耳尖直上（　　）。

  A. 与发际交界处　　　　B. 入发际 0.5 寸　　　　C. 入发际 1 寸

  D. 入发际 1.5 寸　　　　E. 入发际 2 寸

3. 风池穴操作**错误**的是（　　）。

  A. 向前直刺 0.5 寸

B. 透对侧风池

C. 可灸

D. 针尖微向前上方，朝眉心方向斜刺 0.8~1.2 寸

E. 针尖微向前下方，朝鼻尖方向斜刺 0.8~1.2 寸

4. 下列腧穴中，孕妇应该禁针的是（　　）。

A. 曲池　　　　　　B. 肩井　　　　　　C. 肩贞

D. 大椎　　　　　　E. 足三里

5. 定取足少阳胆经阳白穴，应两目正视，位于瞳孔直上，眉上（　　）。

A. 0.5 寸处　　　　B. 1 寸处　　　　　C. 1.5 寸处

D. 2 寸处　　　　　E. 入发际处

6. 足少阳胆经的居髎穴位于（　　）。

A. 髂前上棘与股骨大转子最凸点连线的外 1/3 与内 2/3 交界处

B. 髂嵴最高点与股骨大转子最凸点连线的中点处

C. 髂前上棘与股骨大转子最凸点连线的中点处

D. 髂嵴最高点与股骨大转子最凸点连线的外 1/3 与内 2/3 交界处

E. 骶管裂孔与股骨大转子最凸点连线的外 1/3 与内 2/3 交界处

7. 下列穴位**不是**入发际 0.5 寸的有（　　）。

A. 头临泣　　　　　B. 头维　　　　　　C. 五处

D. 本神　　　　　　E. 眉冲

8. 下列穴组可治疗头痛、热病的是（　　）。

A. 外关、阳池　　　B. 曲池、丰隆　　　C. 陶道、足三里

D. 风池、合谷　　　E. 风市、风门

9. 足少阳胆经的穴位在腓骨后缘的是（　　）。

A. 光明　　　　　　B. 外丘　　　　　　C. 阳交

D. 阳辅　　　　　　E. 悬钟

10. 足少阳胆经的腧穴数目一侧为（　　）。

A. 42　　　　　　　B. 43　　　　　　　C. 44

D. 45　　　　　　　E. 46

11. 足少阳胆经阳交穴位于（　　）。

A. 外踝尖上 7 寸，腓骨前缘

B. 外踝尖上 7 寸，外丘穴后 1 寸处

C. 外踝尖直上 7 寸

D. 外踝尖上 7 寸，外丘穴前 1 寸处

E. 外踝尖上 7 寸，腓骨后缘

12. 属于八会穴的是（　　）。

A. 期门　　　　　　B. 日月　　　　　　C. 丘墟

D. 阳陵泉　　　　　E. 大钟

13. 以下有关阳陵泉穴在归属上**错误**的是（ ）。

    A. 八会穴   B. 五输穴   C. 天星十二穴之一

    D. 下合穴   E. 回阳九针穴之一

14. 属于胆经的穴位是（ ）。

    A. 期门   B. 章门   C. 京门

    D. 石门   E. 梁门

15. 头临泣穴至脑空穴连线上的五个腧穴排列顺序是（ ）。

    A. 头临泣、正营、承灵、目窗、脑空

    B. 头临泣、承灵、目窗、正营、脑空

    C. 头临泣、目窗、正营、承灵、脑空

    D. 头临泣、目窗、承灵、正营、脑空

    E. 头临泣、目窗、脑空、正营、承灵

16. 属于胆经的穴位是（ ）。

    A. 承灵   B. 耳门   C. 翳风

    D. 天牖   E. 角孙

17. 悬钟穴的位置是（ ）。

    A. 外踝下缘直上3寸，腓骨后缘

    B. 外踝上缘直上3寸，腓骨后缘

    C. 商丘穴直上3寸，腓骨后缘

    D. 外踝尖直上3寸，腓骨后缘

    E. 外踝尖直上3寸，腓骨前缘

18. 曲差穴位于两穴的中点，这两穴是（ ）。

    A. 神庭与头维   B. 神庭与本神   C. 眉冲与本神

    D. 头维与头临泣   E. 眉冲与头临泣

19. 取环跳穴的最佳体位是（ ）。

    A. 侧卧位，双膝屈曲

    B. 侧卧位，取穴侧屈髋屈膝

    C. 侧卧位，取穴侧屈膝伸髋

    D. 侧卧位，双膝双髋均屈曲

    E. 侧卧位，取穴侧伸膝伸髋

20. 在头、足部有同名的穴位是（ ）。

    A. 阳关   B. 三里   C. 通谷

    D. 五里   E. 临泣

21. 下列**不属于**胆经的穴位是（ ）。

    A. 头窍阴   B. 头临泣   C. 足临泣

    D. 角孙   E. 率谷

22. 第7颈椎棘突与肩峰最外侧点连线中点的穴位是（ ）。

A. 曲垣   B. 天髎   C. 肩井

D. 秉风   E. 巨骨

23. 环跳穴位于股骨大转子最凸点与（　　）。

     A. 骶角连线的外 2/3 与内 1/3 交点界处

     B. 骶角连线的外 1/3 与内 2/3 交点处

     C. 尾骨连线的中点

     D. 骶管裂孔连线的外 2/3 与内 1/3 交点处。

     E. 骶管裂孔连线的外 1/3 与内 2/3 交点处

24. 直立垂手，掌心贴于大腿时，中指尖所指凹陷中的穴位是（　　）。

     A. 阳陵泉   B. 阴市   C. 中渎

     D. 膝阳关   E. 风市

25. 下列**不属于**胆经病候的是（　　）。

     A. 口苦   B. 面微有尘   C. 足外反热

     D. 目似脱   E. 善太息

26. 经筋病"维筋相交"见于（　　）。

     A. 足少阳经筋   B. 足厥阴经筋   C. 手少阳经筋

     D. 足太阳经筋   E. 足阳明经筋

27. 足少阳胆经的络穴是（　　）。

     A. 丰隆   B. 光明   C. 列缺

     D. 外关   E. 通里

28. 足少阳经别经过离、入、出之后，最后合于（　　）。

     A. 足少阳经筋   B. 足厥阴肝经   C. 手少阳经脉

     D. 足少阳经脉   E. 足少阳络脉

29. 循行**未到达**心的经脉是（　　）。

     A. 足少阴肾经   B. 足太阴脾经   C. 足少阳经脉

     D. 手太阳小肠经   E. 手少阴心经

30. 足少阳胆经**未联系**的器官或脏腑是（　　）。

     A. 肝   B. 耳   C. 胆

     D. 胃   E. 目

31. 直接入耳中的经脉有（　　）。

     A. 足少阳经、手太阳经、手少阳经

     B. 任脉、督脉

     C. 手太阴经、足少阴经、手厥阴经

     D. 足少阳经脉、手少阳经、手太阳经、足阳明经

     E. 足少阳经、足阳明经

32. 属于胆经的腧穴是（　　）。

     A. 列缺   B. 外关   C. 通里

    D. 光明   E. 冲阳

33. 地五会是（   ）。

    A. 荥穴   B. 输穴   C. 原穴

    D. 合穴   E. 胆经上的穴位

34. 胆的募穴是（   ）。

    A. 京门   B. 金门   C. 日月

    D. 章门   E. 石门

35. 肾的募穴在（   ）。

    A. 肾经上   B. 任脉上   C. 肝经上

    D. 膀胱经上   E. 胆经上

36. 肩井属（   ）。

    A. 脾经   B. 三焦经   C. 肝经

    D. 胆经   E. 大肠经

37. 前正中线旁开 4 寸，平第 7 肋间隙的穴位是（   ）。

    A. 日月   B. 期门   C. 膻中

    D. 大包   E. 京门

38. 上关穴属于（   ）。

    A. 胃经   B. 三焦经   C. 膀胱经

    D. 胆经   E. 大肠经

39. 足少阳胆经的起始穴位是（   ）。

    A. 耳和髎   B. 足窍阴   C. 角孙

    D. 足临泣   E. 瞳子髎

40. 足少阳胆经的络穴是（   ）。

    A. 丰隆   B. 大钟   C. 飞扬

    D. 光明   E. 蠡沟

41. 与耳联系密切的一组经络是（   ）。

    A. 手太阳、手足少阳、手阳明

    B. 足少阴、手足少阳、手阳明

    C. 足厥阴、手足少阳、手太阳

    D. 足少阴、手足太阳、足阳明

    E. 手太阳、手足阳明、足少阴

42. 二穴均与脐相平的是（   ）。

    A. 天枢、章门   B. 大横、带脉   C. 天枢、京门

    D. 带脉、京门   E. 肓俞、维道

43. 入前发际五分的腧穴，自前正中线向外排列的顺序应为（   ）。

    A. 神庭、曲差、眉冲、头临泣、本神、头维

    B. 神庭、眉冲、曲差、头临泣、本神、头维

    C. 神庭、本神、曲差、眉冲、头临泣、头维

    D. 神庭、眉冲、曲差、本神、头临泣、头维

    E. 神庭、曲差、本神、头临泣、眉冲、头维

44. 以下各组穴位均在头面部的是（　　）。

    A. 中极、中渎　　　　　B. 光明、日月　　　　　C. 风门、风池

    D. 八邪、八风　　　　　E. 四白、阳白

45. "从耳后入耳中，出走耳前……"的经脉有（　　）。

    A. 手太阳小肠经，手少阳三焦经

    B. 手少阳三焦经，足少阳胆经

    C. 手太阳小肠经，足太阳膀胱经

    D. 手少阳三焦经，手太阳小肠经

    E. 足少阳胆经，足厥阴肝经

46. 风池治疗半身不遂所致吞咽困难时针尖的方向是（　　）。

    A. 向舌　　　　　　　　B. 向对侧眼睛　　　　　C. 向鼻尖

    D. 向咽喉　　　　　　　E. 向对侧风池穴

47. 肩井穴的取穴方法是（　　）。

    A. 天髎穴直上2寸

    B. 约当颈部的最高点

    C. 大椎外3寸

    D. 第7颈椎棘突与肩峰最外侧点连线的中点

    E. 肩峰内3寸

48. 下列穴位中，**不位于**内或外踝尖上7寸的是（　　）。

    A. 中都　　　　　　　　B. 阳交　　　　　　　　C. 外丘

    D. 飞扬　　　　　　　　E. 蠡沟

49. 下列穴位中，位于内或外踝尖上5寸的有（　　）。

    A. 光明，筑宾，蠡沟　　　　B. 筑宾，阳交，蠡沟

    C. 阳交，外丘，筑宾　　　　D. 飞扬，承山，光明

    E. 光明，地机，筑宾

50. 在八脉交会穴中，主治目锐眦、耳后、颊、颈、肩部疾患的穴位是（　　）。

    A. 后溪，申脉　　　　　B. 足临泣，外关　　　　C. 内关，公孙

    D. 列缺，照海　　　　　E. 合谷，太冲

51. 对足少阳胆经之络穴光明的主治，叙述正确的是（　　）。

    A. 实，则心痛；虚，则为烦心

    B. 实，则肘挛；虚，则不收

    C. 实则厥；虚则痿躄，坐不能起

    D. 气逆则睾丸肿卒疝

    E. 实则鼽窒，头背痛；虚则鼽衄

52. 关于足少阳胆经的特定穴，叙述**不正确**的是（　　）。
　　A. 丘墟—原穴　　　　　B. 侠溪—荥穴　　　　　C. 阳辅—输穴
　　D. 日月—募穴　　　　　E. 外丘—郄穴

53. 下列哪条经脉上**没有**募穴（　　）。
　　A. 肝经　　　　　　　　B. 肾经　　　　　　　　C. 胆经
　　D. 胃经　　　　　　　　E. 任脉

54. 下列哪项**不是**胆经的病候（　　）。
　　A. 腋下肿，马刀、侠瘿　B. 踝厥　　　　　　　　C. 阳厥
　　D. 头痛，颔痛，目锐眦痛　E. 诸节皆痛

55. 胆经上的募穴有（　　）。
　　A. 头窍阴，足窍阴　　　B. 日月，京门　　　　　C. 日月，期门
　　D. 期门，章门　　　　　E. 风市，阳陵泉

56. 胆经上的郄穴有（　　）。
　　A. 阳陵泉，阴陵泉　　　B. 悬钟，外丘　　　　　C. 侠溪，光明
　　D. 外丘，阳交　　　　　E. 阳交，光明

57. 属于八会穴的胆经穴为（　　）。
　　A. 悬钟，阳陵泉　　　　B. 阳辅，光明　　　　　C. 阳陵泉，大杼
　　D. 光明，阳陵泉　　　　E. 外丘，悬钟

58. 下列位于通过乳头中线上的穴位有（　　）。
　　A. 日月　　　　　　　　B. 大包　　　　　　　　C. 带脉
　　D. 章门　　　　　　　　E. 京门

59. **不位于**前发际上 0.5 寸的穴位是（　　）。
　　A. 神庭　　　　　　　　B. 目窗　　　　　　　　C. 曲差
　　D. 本神　　　　　　　　E. 头临泣

60. 与脐相平的阳经穴为（　　）。
　　A. 天枢、章门　　　　　B. 天枢、带脉　　　　　C. 大横、带脉
　　D. 带脉、肓俞　　　　　E. 肓俞、大横

61. 乳头直下，第 7 肋间隙的穴位是（　　）。
　　A. 章门　　　　　　　　B. 期门　　　　　　　　C. 带脉
　　D. 京门　　　　　　　　E. 日月

【A₂型题】

1. 患者，女，25 岁，近日工作压力大，心情郁怒，突发耳鸣、耳聋。除耳周穴外，治疗还宜取（　　）
　　A. 太溪，肾俞　　　　　B. 中渚，侠溪　　　　　C. 曲池，合谷
　　D. 气海，足三里　　　　E. 丰隆，阳陵泉

2. 患者，14 岁，近日视近物清晰，视远物模糊，视力减退。治疗时除眼周穴外，还宜取（　　）。

　　A. 风池　　　　　　　　B. 足三里　　　　　　C. 合谷

　　D. 翳风　　　　　　　　E. 肾俞

3. 患者，女，51 岁，右侧乳房生出一肿块，胀痛，表面光滑，边界清楚，增长缓慢，质地呈囊性感。治疗时宜取（　　　）。

　　A. 乳中　　　　　　　　B. 日月　　　　　　　C. 足三里

　　D. 肩井　　　　　　　　E. 合谷

4. 患者，女，34 岁。近日阴道流出的黏稠液体增多，色黄黏稠，如涕如脓，气秽臭。治疗时宜取（　　　）。

　　A. 足三里　　　　　　　B. 阳陵泉　　　　　　C. 气海

　　D. 丘墟　　　　　　　　E. 带脉

【B 型题】

　　A. 日月　　　　　　　　B. 率谷　　　　　　　C. 关元

　　D. 京门　　　　　　　　E. 期门

1. 肾的募穴是　　答案：（　　　）。

2. 胆的募穴是　　答案：（　　　）。

　　A. 足阳明胃经　　　　　B. 手太阳小肠经　　　C. 手少阳三焦经

　　D. 足少阳胆经　　　　　E. 足太阳膀胱经

3. "从缺盆，循颈，上颊，至目锐眦，却入耳中"的经脉是　　答案：（　　　）。

4. "从耳后入耳中，出走耳前，至目锐眦后"的经脉是　　答案：（　　　）。

　　A. 足少阳胆经　　　　　B. 足厥阴肝经　　　　C. 足阳明胃经

　　D. 足太阴脾经　　　　　E. 任脉

5. 在经脉循行中，有两条支脉的是　　答案：（　　　）。

6. 在经脉循行中，有三条支脉的是　　答案：（　　　）。

　　A. 是主骨所生病者　　　B. 是主气所生病者　　C. 是主肺所生病者

　　D. 是主肝所生病者　　　E. 是主血所生病者

7. 属于胆经病候的是　　答案：（　　　）。

8. 属于三焦经病候的是　　答案：（　　　）。

　　A. 神阙　　　　　　　　B. 肩井　　　　　　　C. 中脘

　　D. 百会　　　　　　　　E. 肝俞

9. 禁针的穴为　　答案：（　　　）。

10. 孕妇禁针的穴为　　答案：（　　　）。

　　A. 足太阳膀胱经　　　　B. 手少阳三焦经　　　C. 足少阳胆经

D. 手少阴心经　　　　　　　E. 手太阳小肠经

11. 完骨归属于　答案：（　　）。

12. 天容归属于　答案：（　　）。

A. 胆经的原穴　　　　　B. 胆经的荥穴　　　　　C. 胆经的合穴

D. 胆经的井穴　　　　　E. 胆经的输穴

13. 阳陵泉是　答案：（　　）。

14. 丘墟是　答案：（　　）。

A. "口苦，善太息，心胁痛，不能转侧"

B. "实则厥，虚则痿躄，坐不能起"

C. "左络于右，故伤左角，右足不用"

D. "肺胀满，膨膨而喘咳"

E. "目似脱，项如拔，脊痛"

15. 属于足少阳经病候的是　答案：（　　）。

16. 属于足少阳经筋病候的是　答案：（　　）。

A. 光明　　　　　　　　B. 外丘　　　　　　　　C. 阳交

D. 悬钟　　　　　　　　E. 丘墟

17. 位于外踝尖上 7 寸，腓骨前缘的是　答案：（　　）。

18. 位于外踝尖上 5 寸，腓骨前缘的是　答案：（　　）。

A. 足临泣　　　　　　　B. 大杼　　　　　　　　C. 绝骨

D. 足窍阴　　　　　　　E. 阳陵泉

19. 筋会穴是　答案：（　　）。

20. 髓会穴是　答案：（　　）。

A. 带脉　　　　　　　　B. 任脉　　　　　　　　C. 冲脉

D. 阳陵泉　　　　　　　E. 督脉

21. 足临泣为八脉交会穴，通　答案：（　　）。

22. 公孙为八脉交会穴，通　答案：（　　）。

A. 中冲　　　　　　　　B. 少冲　　　　　　　　C. 少泽

D. 足窍阴　　　　　　　E. 至阴

23. 属胆经井穴的是　答案：（　　）。

24. 属心经井穴的是　答案：（　　）。

A. 胁痛　　　　　　　B. 外踝肿痛　　　　　C. 恶心

D. 泄泻　　　　　　　E. 中暑

25. 阳陵泉治疗效果最佳的是　答案:(　　)。

26. 丘墟治疗效果最佳的是　答案:(　　)。

A. 京门　　　　　　　B. 风池　　　　　　　C. 丘墟

D. 阳交　　　　　　　E. 环跳

27. 位于臀部的腧穴是　答案:(　　)。

28. 能疏风的腧穴是　答案:(　　)。

A. 在第 3 肋间隙　　　B. 在第 4 肋间隙　　　C. 在第 5 肋间隙

D. 在第 6 肋间隙　　　E. 在第 7 肋间隙

29. 渊腋在　答案:(　　)。

30. 日月在　答案:(　　)。

A. 阳白　　　　　　　B. 瞳子髎　　　　　　C. 丝竹空

D. 本神　　　　　　　E. 头临泣

31. 在瞳孔直上,眉上 1 寸是　答案:(　　)。

32. 目外眦外侧 0.5 寸凹陷中　答案:(　　)。

A. 耳门　　　　　　　B. 听宫　　　　　　　C. 听会

D. 翳风　　　　　　　E. 浮白

33. 在耳前属胆经的穴位是　答案:(　　)

34. 在耳后属胆经的穴位是　答案:(　　)。

【X 型题】

1. 循行到达心的经脉是(　　)。

A. 足少阴肾经　　　　B. 足太阴脾经　　　　C. 足少阳胆经

D. 手太阳小肠经　　　E. 手少阴心经

2. 风池穴操作正确的是(　　)。

A. 向前直刺 0.5 寸

B. 透对侧风池

C. 可灸

D. 针尖微向前上方,朝眉心方向斜刺 0.8~1.2 寸

E. 针尖微向前下方,朝鼻尖方向斜刺 0.8~1.2 寸

3. 以下关于足临泣穴的说法正确的是(　　)。

A. 输穴　　　　　　　B. 八脉交会穴,通带脉　C. 原穴

D. 络穴　　　　　　　E. 募穴

4. 以下关于阳陵泉穴的说法正确的是（　　）。

　　A. 下合穴　　　　　　　　B. 合穴　　　　　　　　C. 骨会

　　D. 筋会　　　　　　　　E. 八脉交会穴，通冲脉

5. 具有"从耳后，入耳中，出走耳前"的循行特点的经脉有（　　）。

　　A. 手太阳经　　　　　　　B. 手少阳经　　　　　　　C. 手阳明经

　　D. 足太阳经　　　　　　　E. 足少阳经

6. 足少阳胆经病候中，属于"是动病"的有（　　）。

　　A. 口苦，善太息　　　　　B. 心胁痛　　　　　　　　C. 面微有尘

　　D. 体无膏泽　　　　　　　E. 足外反热

7. 下面关于肩井穴的说法正确的是（　　）。

　　A. 位于第 7 颈椎棘突与肩峰最外侧点连线的中点

　　B. 位于第 1 胸椎棘突与肩峰最外侧点连线的中点

　　C. 主治乳痈、乳汁少

　　D. 孕妇禁用

　　E. 可深刺

（二）名词解释

1. 髀厌
2. 季胁
3. 外辅骨
4. 面微有尘
5. 马刀侠瘿
6. 痿躄
7. 外维
8. 维筋相交

（三）填空题

1. 足少阳胆经共有_____穴，其首穴为_____，末穴为_____。

2. 胆经循行分支"从耳后入_____，出走_____，至_____后"。

3. 足少阳胆经的合穴为_____；络穴为_____。

4. 胆经的病候："足外反热，是为_____。是主____所生病者……"。

5. 外丘是_____穴，在外踝尖上____寸。

6. 五输穴中，阳辅是胆经的_____穴，在外踝尖上_____寸。

7. 八脉交会穴中，通于带脉的是_____，归属_____经。

8. 位于前发际上 0.5 寸的穴位有督脉的_____，膀胱经的_____和_____，胆经的_____和_____，以及胃经的_____。

（四）简答题

1. 请写出《灵枢·经脉》中足少阳胆经循行原文。

2. 简述环跳穴的定位及常用取穴方法。

（五）论述题

1. 试述风池穴既能祛外风，又能息内风的理论依据。

2. 试根据阳陵泉的特定穴属性分析其主要治疗作用。

3. 光明穴为什么可以用于治疗眼疾？

4. 徐灵胎曾云："肾开窍于耳，心亦寄窍于耳，胆脉络附于耳。体虚失聪，治在心肾；邪干窍闭，治在胆经。"请根据以上观点，写出治疗耳鸣、耳聋的穴位处方，并说明理由。

参考答案

（一）选择题

【A₁型题】

1. A　2. D　3. D　4. B　5. B　6. C　7. C　8. D　9. C　10. C　11. E　12. D　13. E
14. C　15. C　16. A　17. E　18. B　19. B　20. E　21. D　22. C　23. E　24. E　25. D
26. A　27. B　28. D　29. C　30. D　31. A　32. D　33. E　34. C　35. E　36. D　37. A
38. D　39. E　40. D　41. A　42. B　43. B　44. E　45. B　46. D　47. D　48. E　49. A
50. B　51. C　52. C　53. B　54. B　55. B　56. D　57. A　58. A　59. B　60. B　61. E

【A₂型题】

1. B　2. A　3. D　4. E

【B型题】

1. D　2. A　3. B　4. D　5. B　6. A　7. A　8. B　9. A　10. B　11. C　12. E　13. C
14. A　15. A　16. C　17. B　18. A　19. E　20. C　21. A　22. C　23. D　24. B　25. A
26. B　27. E　28. B　29. B　30. E　31. A　32. E　33. C　34. E

【X型题】

1. ABDE　2. ABCE　3. AB　4. ABD　5. BE　6. ABCDE　7. ACD

（二）名词解释

1. 髀厌：义同髀枢，指髋关节。

2. 季胁：指 11、12 肋部。季，最下，最末。11 肋部位置最低，故一般多指 11 肋为季胁。

3. 外辅骨：指腓骨。《铜人腧穴针灸图经》注："辅骨，谓辅佐骨之骨，在胻之外。"意指腓骨在胫骨之外，故称外辅骨。

4. 面微有尘：形容面色灰暗，似蒙有尘土状。

5. 马刀侠瘿：此指瘰疬生在颈项或腋下部位。颈前为"瘿"，"马刀"可生于腋下，而"侠瘿"应在颈侧。

6. 痿躄：下肢软弱无力，跛行或仆倒。

7. 外维：指维系目外眦之筋，此筋收缩即可左右盼视。

8. 维筋相交：《太素》杨注"跷脉至于目眦，故此筋交颠左右，下于目眦，与之并行也。筋既交于左右，故伤左额角，右足不用；伤右额角，左足不用，以此维筋相交故也。"

（三）填空题

1. 44　瞳子髎　足窍阴

2. 耳中　耳前　目锐眦

3. 阳陵泉　光明

4. 阳厥　骨

5. 郄穴　7

6. 经　4

7. 足临泣　足少阳胆

8. 神庭　眉冲　曲差　头临泣　本神　头维

（四）简答题

1. 请写出《灵枢·经脉》中足少阳胆经循行原文。

答：胆足少阳之脉，起于目锐眦，上抵头角，下耳后，循颈，行手少阳之前，至肩上，却交出手少阳之后，入缺盆。

其支者，从耳后入耳中，出走耳前，至目锐眦后。

其支者，别锐眦，下大迎，合于手少阳，抵于𬱛，下加颊车，下颈，合缺盆。以下胸中，贯膈，络肝，属胆，循胁里，出气街，绕毛际，横入髀厌中。

其直者，从缺盆下腋，循胸，过季胁，下合髀厌中。以下循髀阳，出膝外廉，下外辅骨之前，直下抵绝骨之端，下出外踝之前，循足跗上，入小指次指之间。

其支者，别跗上，入大指之间，循大指歧骨内，出其端；还贯爪甲，出三毛。

2. 简述环跳穴的定位及常用取穴方法。

答：足少阳胆经环跳穴，在臀区，股骨大转子最凸点与骶管裂孔连线的外 1/3 与内 2/3 交点处。常用的取穴方法为：病人取侧卧位，取穴侧屈膝屈髋约 90°，取股骨大转子最凸点与骶管裂孔连线的外 1/3 与内 2/3 交点处是穴。

（五）论述题

1. 试述风池穴既能祛外风，又能息内风的理论依据。

答：风池穴是足少阳胆经的腧穴，又是足少阳经与阳维脉之交会穴。阳维脉维系诸阳经，主表。故风池穴具有疏风解表之功，可治疗恶寒、发热、头痛、鼻塞等外感表证。灸风池穴还可预防感冒。

风池穴位于头项部，是风邪易于汇集之处，为风邪入脑之要冲。可通经络、息内风、清头明目，以治疗肝风内动之半身不遂、口眼㖞斜、目痛、耳鸣、耳聋、动摇震颤等病症。故针灸风池穴既能祛外风，又能息内风。

2. 试根据阳陵泉的特定穴属性分析其主要治疗作用。

答：阳陵泉，是足少阳胆经合穴，又是胆腑下合穴以及八会穴中的筋会，本穴的治疗作用主要有以下两点：①利肝胆。由于阳陵泉为胆经合穴和胆腑下合穴，因此治疗胆经病症方面的作用显著。根据肝胆互为表里，本穴又治疗"胁痛"，奏疏肝理气之效。②强筋骨。本穴作为八会穴中的筋会，且位于膝关节附近，常常用于治疗筋骨方面病症，具有较好的强壮筋骨的功能。用于治疗半身不遂、下肢痿痹、麻木等肌肉筋骨病症。

3. 光明穴为什么可以用于治疗眼疾？

答：光明穴治疗眼疾与其所属经脉及特定穴属性有关，光明穴是胆经之络穴，络肝经，肝开窍于目，肝经循行内连目系，另胆经又起于目外眦，胆经经别系目系，这种经脉上的联系奠定了光明穴治疗眼疾的基础。

古代文献中也常提及光明治疗眼疾，如《席弘赋》："睛明治眼未效时，合谷、光明安可缺。"

从上述可见光明可用于眼疾的治疗。

4. 徐灵胎曾云："肾开窍于耳，心亦寄窍于耳，胆脉络附于耳。体虚失聪，治在心肾；邪干窍闭，治在胆经。"请根据以上观点，写出治疗耳鸣、耳聋的穴位处方，并说明理由。

参考答案：听会、听宫、翳风、风池、侠溪、足窍阴；太溪、肾俞、神门等。

听会属胆经，翳风为足少阳经交会穴，听宫为手太阳与手、足少阳经交会穴，此3穴为耳前耳后的局部取穴，可宣通耳窍；风池属胆经，是治疗五官病症的常用穴；侠溪、足窍阴属胆经，为治疗耳鸣耳聋的远道取穴。太溪、肾俞分别为肾之原穴与背俞穴，可填补肾精，上荣耳窍。神门属心经，为心之原穴，可宁心安神养窍。

第十四章　足厥阴经络与腧穴　▷▷▷

一、内容提要

1. 足厥阴经络包括经脉、络脉、经别和经筋，要重点掌握《灵枢·经脉》对足厥阴经脉循行的记载，熟悉足厥阴经脉病候、络脉的循行和病候，以及经别的循行，了解足厥阴经筋的循行和病候。

2. 掌握常用足厥阴腧穴的定位、归经、主治和操作，熟悉非常用穴的定位和归经；了解穴位的局部层次解剖。

二、重点难点解析

足厥阴肝经在足大趾甲后与足少阳胆经衔接，主要分布于足大趾，在内踝上 8 寸以下分布于小腿内侧的足太阴经脉之前，在内踝上 8 寸以上，分布于大腿内侧的足太阴和足少阴之间，至小腹，布胁肋，入颃颡，连目系，至颠顶，环唇内。联系的脏腑器官有阴器、目系、喉咙之后、颃颡、唇内、胃、肺，属肝，络胆，在肺中与手太阴肺经相接。足厥阴腧穴主要治疗肝胆、妇科、前阴病及经脉循行部位的其他病症。治疗胸胁胀满疼痛、肝胆病、情志病，常用太冲、期门；治疗疝气、生殖系统病、小腹疼痛常用太冲、大敦；治疗阴痒常用蠡沟、中都；治疗眩晕、目疾，常用行间、太冲。太冲、行间、期门有疏肝解郁，平肝潜阳的功能；中都、蠡沟有清肝胆湿热的功能。针刺章门、期门应注意角度与深度。

三、习题

（一）选择题

【A₁型题】

1. 下列井穴中，治疗疝气应首选（　　　）。
   A. 涌泉　　　　　　　　B. 隐白　　　　　　　　C. 大敦
   D. 足窍阴　　　　　　　E. 至阴

2. 按"经脉所过，主治所及"的理论，颠顶痛最好选用（　　　）。
   A. 太冲　　　　　　　　B. 列缺　　　　　　　　C. 足临泣
   D. 后溪　　　　　　　　E. 内庭

3. 针刺治疗青光眼，能使眼压下降的最佳穴位是（　　　）。

A. 厉兑   B. 行间   C. 足临泣

D. 侠溪   E. 光明

4. 下列对应关系正确的是（　　）。

A. 膝关是"输穴"   B. 中都是"络穴"   C. 中封是"郄穴"

D. 蠡沟是"经穴"   E. 曲泉是"合穴"

5. 治疗肝阳上亢型头痛可选（　　）。

A. 梁丘   B. 足三里   C. 曲泉

D. 太冲   E. 三阴交

6. 蠡沟穴的定位是（　　）。

A. 内踝尖上5寸，胫骨内侧面的前缘

B. 内踝尖上5寸，胫骨内侧面的中央

C. 内踝尖上5寸，胫骨内侧面的后缘

D. 内踝尖上5寸，胫骨内侧面后缘后0.5寸

E. 内踝尖上7寸，胫骨内侧面的中央

7. 十二经脉循行的终末穴是（　　）。

A. 中府   B. 龈交   C. 会阴

D. 章门   E. 期门

8. 期门穴的定位是（　　）。

A. 第3肋间隙，前正中线旁开4寸

B. 第4肋间隙，前正中线旁开4寸

C. 第5肋间隙，前正中线旁开4寸

D. 第6肋间隙，前正中线旁开4寸

E. 第7肋间隙，前正中线旁开4寸

9. 足厥阴肝经的腧穴一侧数目为（　　）。

A. 11个   B. 14个   C. 19个

D. 23个   E. 25个

10. 足厥阴肝经的首穴是（　　）。

A. 隐白   B. 涌泉   C. 大敦

D. 章门   E. 期门

11. 肝经的络穴是（　　）。

A. 太冲   B. 蠡沟   C. 中都

D. 中封   E. 日月

12. 八会穴中的脏会在（　　）。

A. 肝经上   B. 脾经上   C. 胃经上

D. 任脉上   E. 小肠经上

13. 脾的募穴是（　　）。

A. 京门   B. 三阴交   C. 地机

D. 章门　　　　　　　　E. 期门

14. 足厥阴肝经循行**没有**联系到的脏腑是（　　）。
　　A. 肝　　　　　　　B. 肺　　　　　　C. 胆
　　D. 脾　　　　　　　E. 胃

15. 属肝经的穴位是（　　）。
　　A. 水泉　　　　　　B. 阴陵泉　　　　C. 太冲
　　D. 中冲　　　　　　E. 冲门

16. 十二经脉中，循行至胃部的经脉有（　　）。
　　A. 2 条　　　　　　B. 3 条　　　　　C. 4 条
　　D. 5 条　　　　　　E. 6 条

17. 下列经脉循行中与胃**没有**联系的是（　　）。
　　A. 足太阴脾经　　　　　B. 手太阳小肠经　　　C. 足厥阴肝经
　　D. 足少阳胆经　　　　　E. 手太阴肺经

18. 《灵枢·九针十二原》"五脏有疾也，当取之十二原"，若肝有疾则可取（　　）。
　　A. 太冲　　　　　　B. 太渊　　　　　C. 合谷
　　D. 冲阳　　　　　　E. 通里

19. 下列腧穴中，归经**错误**的是（　　）。
　　A. 合谷—大肠经　　　B. 太溪—肝经　　　C. 列缺—肺经
　　D. 阳陵泉—胆经　　　E. 阴陵泉—脾经

20. 下列各组穴位，**不属于**本经配穴法的是（　　）。
　　A. 行间、期门、阴包　　B. 天府、经渠、少商　　C. 下廉、肘髎、禾髎
　　D. 水突、外陵、商丘　　E. 少泽、肩贞、颧髎

21. 下列腧穴中，间距最大的两个穴位是（　　）。
　　A. 神庭至百会　　　　B. 委中至合阳　　　C. 阳溪至手三里
　　D. 郄门至大陵　　　　E. 中都至蠡沟

22. 在十二经脉中，环阴器的经脉是（　　）。
　　A. 足厥阴经　　　　　B. 足少阴经　　　　C. 足太阴经
　　D. 足太阳经　　　　　E. 足阳明经

23. 在十二经筋中，结于阴器的经筋是（　　）。
　　A. 足太阴经筋，足少阴经筋
　　B. 足厥阴经筋，足少阴经筋
　　C. 足厥阴经筋，足太阴经筋
　　D. 足三阴经筋
　　E. 足三阳经筋

24. **不属于**足厥阴肝经病候是（　　）。
　　A. 腰痛不可以俯仰　　B. 丈夫㿉疝，妇人少腹肿
　　C. 狐疝，遗溺、闭癃　　D. 面微有尘，体无膏泽

E. 呕逆，飧泄

25. 关于足厥阴肝经的特定穴，叙述**不正确**的是（　　）。
    A. 太冲—原穴　　　　　B. 蠡沟—络穴　　　　　C. 中都—郄穴
    D. 行间—荥穴　　　　　E. 曲泉—经穴

26. 下列各穴，**不属于**募穴的是（　　）。
    A. 京门　　　　　　　B. 石门　　　　　　　C. 期门
    D. 章门　　　　　　　E. 冲门

27. "循喉咙之后，上入颃颡"的经脉是（　　）。
    A. 足厥阴肝经　　　　B. 足少阴肾经　　　　C. 足少阳胆经
    D. 足太阴脾经　　　　E. 足阳明胃经

28. 下列哪项不是足厥阴肝经的循行（　　）。
    A. 起于大趾丛毛之际　　B. 上循足跗上廉，去内踝1寸
    C. 循喉咙之后，上入颃颡　D. 循股阴，入毛中，环阴器
    E. 上腘内廉，下股内后廉

29. 下列可治疗癃闭、遗尿的穴位是（　　）。
    A. 太冲　　　　　　　B. 大陵　　　　　　　C. 神门
    D. 内关　　　　　　　E. 阴郄

【A₂型题】

1. 患者，男，60岁，近日少腹肿胀疼痛，痛引睾丸。治疗宜取（　　）。
   A. 合谷　　　　　　　B. 后溪　　　　　　　C. 大敦
   D. 足三里　　　　　　E. 天枢

2. 患者头痛，头晕，头胀，心悸，失眠健忘，血压增高（150/100mmHg），治疗宜取（　　）。
   A. 合谷　　　　　　　B. 太冲　　　　　　　C. 委中
   D. 水沟　　　　　　　E. 神庭

3. 患者，男，45岁，近日视物不清，目珠微胀，视野缺损，眼内压持续升高。治疗宜取（　　）。
   A. 光明，攒竹　　　　B. 足三里，三阴交　　C. 气海，关元
   D. 睛明，行间　　　　E. 厉兑，太溪

4. 患者胁肋胀痛，痛无定处，常因情志波动而发作，伴胸闷嗳气。苔薄白，脉弦。治疗宜取（　　）。
   A. 冲门　　　　　　　B. 承山　　　　　　　C. 阳池
   D. 期门　　　　　　　E. 京门

【B型题】

   A. 日月　　　　　　　B. 章门　　　　　　　C. 京门
   D. 期门　　　　　　　E. 气海

1. 脾的募穴是　答案：（　　）。

2. 肝的募穴是　　答案：(　　)。

A. 太冲　　　　　　　B. 行间　　　　　　　C. 蠡沟
D. 中封　　　　　　　E. 阴廉
3. 肝经的原穴是　　答案：(　　)。
4. 肝经的络穴是　　答案：(　　)。

A. 足太阴脾经　　　　B. 手太阴肺经　　　　C. 手少阴心经
D. 足少阴肾经　　　　E. 足厥阴肝经
5. "复从肝，别贯膈，上注肺"的经脉是　　答案：(　　)。
6. "从肺出，络心，注胸中"的经脉是　　答案：(　　)。

A. 络穴　　　　　　　B. 荥穴　　　　　　　C. 经穴
D. 合穴　　　　　　　E. 井穴
7. 曲泉是肝经的　　答案：(　　)。
8. 中封是肝经的　　答案：(　　)。

A. 木　　　　　　　　B. 火　　　　　　　　C. 土
D. 金　　　　　　　　E. 水
9. 肝经的行间属　　答案：(　　)。
10. 肝经的大敦属　　答案：(　　)。

A. 输穴　　　　　　　B. 合穴　　　　　　　C. 络穴
D. 募穴　　　　　　　E. 荥穴
11. 太冲是肝经的　　答案：(　　)。
12. 行间是肝经的　　答案：(　　)。

A. 急脉　　　　　　　B. 太冲　　　　　　　C. 章门
D. 足三里　　　　　　E. 支沟
13. 位于大腿部的肝经穴是　　答案：(　　)。
14. 位于足部的肝经穴是　　答案：(　　)。

A. 狐疝　　　　　　　B. 目似脱　　　　　　C. 睾肿卒疝
D. 嗌干　　　　　　　E. 目黄
15. 属于足厥阴络脉病候的是　　答案：(　　)。
16. 属于足厥阴经脉所生病的是　　答案：(　　)。

【X 型题】

1. 联系到目系的经脉有（　　　）。
   A. 足太阴经脉　　　　　　B. 手少阴经脉　　　　　C. 足少阴经脉
   D. 足厥阴经脉　　　　　　E. 足少阳经脉

2. 下列对应关系正确的是（　　　）。
   A. 膝关—输穴　　　　　　B. 中都—郄穴　　　　　C. 中封—郄穴
   D. 蠡沟—络穴　　　　　　E. 曲泉—合穴

3. 属于肝经的穴位有（　　　）。
   A. 曲泉　　　　　　　　　B. 阴谷　　　　　　　　C. 阴廉
   D. 急脉　　　　　　　　　E. 阴陵泉

4. "主肝所生病者"包括（　　　）。
   A. 胸满　　　　　　　　　B. 呕逆　　　　　　　　C. 飧泻
   D. 霍乱　　　　　　　　　E. 心下急

5. 关于蠡沟穴，以下正确的是（　　　）。
   A. 位于内踝尖上 6 寸，胫骨内侧面中央
   B. 位于内踝尖上 7 寸，胫骨内侧面中央
   C. 平刺 0.5~0.8 寸
   D. 是肝经的络穴
   E. 可以治疗月经不调，赤白带下，阴痒

6. 关于太冲正确的是（　　　）。
   A. 郄穴　　　　　　　　　B. 原穴　　　　　　　　C. 输穴
   D. 交会穴　　　　　　　　E. 下合穴

（二）名词解释

1. 目系
2. 颃颡
3. 狐疝
4. 飧泄

（三）填空题

1. 循行至颠顶的经脉有_____、_____和督脉。
2. 循行中与目系发生联系的经脉有_____，_____。
3. 足厥阴肝经在循行中联系的脏腑有_____、_____、_____、_____，联系的器官有_____、_____、_____、_____、_____。
4. 环绕口唇的经脉有_____、_____和任脉。
5. 八会穴中的脏会是_____。肝的募穴是_____。

（四） 简答题

1. 请写出《灵枢·经脉》中足厥阴肝经循行原文。
2. 简述足厥阴肝经腧穴的主治概要。

（五） 病案分析题

患者主诉胃痛，平素易怒，胃痛每于生气后加重。
请挑选至少四个穴位组成一张针灸处方，要求：
（1）组成穴位至少来自四条不同的经脉。
（2）简要说明选择穴位的理由。

参考答案

（一） 选择题

【A₁型题】

1. C 2. A 3. B 4. E 5. D 6. B 7. E 8. D 9. B 10. C 11. B 12. A 13. D
14. D 15. C 16. D 17. D 18. A 19. B 20. D 21. C 22. A 23. D 24. D 25. E
26. E 27. A 28. E 29. A

【A₂型题】

1. C 2. B 3. D 4. D

【B 型题】

1. B 2. D 3. A 4. C 5. E 6. D 7. D 8. C 9. B 10. A 11. A 12. E 13. A
14. B 15. C 16. A

【X 型题】

1. BD 2. BDE 3. ACD 4. ABC 5. CDE 6. BC

（二） 名词解释

1. 目系：指眼后与脑相连的组织。
2. 颃颡：指鼻咽部，喉头以上至鼻后窍之间。
3. 狐疝：七疝之一，其症为阴囊疝气时上时下，像狐之出入无常。
4. 飧泄：指大便稀薄，完谷不化。

（三） 填空题

1. 肝经 膀胱经
2. 心经 肝经
3. 肝 胆 肺 胃 阴器 目系 喉咙 颃颡 唇内

4. 足厥阴肝经　足阳明胃经

5. 章门　期门

（四）　简答题

1. 请写出《灵枢·经脉》中足厥阴肝经循行原文。

答：肝足厥阴之脉，起于大指丛毛之际，上循足跗上廉，去内踝一寸，上踝八寸，交出太阴之后，上腘内廉，循股阴，入毛中，环阴器，抵小腹，挟胃，属肝，络胆，上贯膈，布胁肋，循喉咙之后，上入颃颡，连目系，上出额，与督脉会于巅。

其支者，从目系下颊里，环唇内。

其支者，复从肝，别贯膈，上注肺。

2. 简述足厥阴肝经腧穴的主治概要。

答：足厥阴肝经腧穴的主治概要为：主治肝病、妇科病、前阴病以及经脉循行部位的病症。例如胸胁痛、疝气、少腹痛、阴痛痒、遗精、癃闭、小便不利、月经过多、头晕目眩、咳喘、癫狂、下肢痿痹等。

（五）　病案分析题

参考答案：胃的临近取穴：中脘（任脉，胃的募穴）、胃俞（膀胱经，胃的背俞穴），亦可取梁门、上脘、下脘等。远道取穴：足三里（胃经，胃的下合穴），亦可取上巨虚、下巨虚、条口、丰隆等胃经穴。另取内关穴（心包经，通阴维脉），公孙（脾经穴，通冲脉），二穴合用可治疗胃心胸疾病。配疏肝的腧穴：太冲、期门等肝经穴。

第十五章　　奇经八脉 ▷▷▷▷

一、内容提要

1. 奇经八脉，包括督脉、任脉、冲脉、带脉、阳跷脉和阴跷脉、阳维脉和阴维脉。奇经八脉的分布部位与十二经脉纵横交会，应掌握奇经八脉的分布概况和功能特点。熟悉奇经八脉的病候特点。

2. 督脉、任脉各有本经所属穴位，应掌握常用腧穴的定位、主治和操作，熟悉非常用穴的定位；其余的冲、带、跷、维六脉均交会于十二经和任、督脉中，应了解其的交会穴。

二、重点难点解析

1. 奇经八脉与十二正经不同，既不直属脏腑，又无表里配合关系，"别道奇行"。奇经八脉是具有特殊作用的经脉，对其余经络起统率、联络和调节全身气血盛衰的作用。

2. 督脉主干行于后正中线，为"阳脉之海"。任脉主干行于前正中线，为"阴脉之海"。冲脉行于腹部第一侧线，为"十二经之海""五脏六腑之海"和"血海"。带脉是各经脉中唯一横斜地行于腰腹的经脉，"总束诸脉"。阳跷、阴跷起于跟中，分别行于下肢的外侧和内侧，向上交会于目，共同"司目之开阖"和主肢体运动。阳维行于下肢外侧、胁、肩和侧头部，交会足少阳等经及督脉穴。阴维行于下肢内侧、腹第三侧线和咽部，交会足少阴等经及任脉穴。维脉对全身气血起蓄溢调节作用。

3. 督脉首穴为长强，末穴为龈交，一名一穴，共29穴。本经腧穴主治神志病、热病，腰骶、背项、头部病症及相应的内脏疾病。急救常用水沟、百会；治疗癫痫、癫狂常用长强、风府、百会、神庭；热病常用大椎、陶道、身柱；痔疾、便血常用长强、腰俞；脱肛常用百会、长强；腰脊、尾骶疼痛常用长强、腰俞、腰阳关、命门等；头痛常用风府、百会、前顶、上星等。

4. 任脉首穴为会阴，末穴为承浆，一名一穴，共24穴。本经腧穴主要治疗腹、胸、颈、头面的局部病症及相应的内脏器官病症，部分腧穴有保健作用，少数腧穴可治疗神志病。治疗妇科、男科病证，常用关元、中极、气海等；治疗癃闭、遗尿，常用中极、曲骨、关元、石门等；治疗胃肠病常用中脘、神阙、下脘、建里等；治疗咳嗽、气喘常用膻中、天突、华盖等；中风失语常取廉泉；口喎流涎常取承浆。鸠尾主治癫痫；气海、关元有强身保健作用；关元、神阙有回阳救逆功效。神阙禁刺，宜灸。针刺天突穴时，先直刺 0.2 寸，当针尖超过胸骨柄内缘后，即向下沿胸骨柄后缘、气管前缘缓慢向下刺入 0.5~1 寸。

三、习题

（一）选择题

【A₁型题】

1. "奇经八脉"一词最早见于（   ）。
    A.《灵枢》   B.《素问》   C.《难经》
    D.《甲乙经》   E.《奇经八脉考》

2. 经脉分布有"一源三歧"之称的经脉是（   ）。
    A. 督脉、阳维脉、阳跷脉   B. 任脉、阴维脉、阴跷脉
    C. 任脉、冲脉、跷脉   D. 督脉、任脉、带脉
    E. 任脉、督脉、冲脉

3. 被称为"阳脉之海"的经脉是（   ）。
    A. 督脉   B. 阳跷脉   C. 阳维脉
    D. 冲脉   E. 带脉

4. 被称为"阴脉之海"的经脉是（   ）。
    A. 阴维脉   B. 阴跷脉   C. 任脉
    D. 冲脉   E. 带脉

5. 有关奇经八脉叙述**错误**的是（   ）。
    A. 不直属脏腑
    B. 无表里配合
    C. 对十二经脉的气血起着调节和溢蓄的作用
    D. 没有专属的腧穴
    E. 其走向除带脉横行外，均为纵行

6. 主阳动阴静，司下肢运动和寤寐的是（   ）。
    A. 带脉   B. 任脉   C. 冲脉
    D. 阴阳维脉   E. 阴阳跷脉

7.《奇经八脉考》的作者是（   ）。
    A. 王焘   B. 李时珍   C. 皇甫谧
    D. 杨继洲   E. 王惟一

8. 下列叙述正确的是（   ）。
    A. 任督两脉同起于会阴
    B. 冲、任、阴阳维、阴阳跷六脉的腧穴均寄附于十二正经
    C. 奇经八脉加强了十二正经与脏腑的联系
    D. 奇经八脉对十二经脉的气血有蓄积和渗灌作用

E. 奇经八脉加强了十二经脉阴阳表里经之间的联系

9. 督脉与阳维脉交会于（   ）。

    A. 风府、百会   B. 百会、大椎   C. 大椎、哑门

    D. 风府、哑门   E. 大椎、脑户

10. 任脉的生理作用主要是（   ）。

    A. 通调冲、任   B. 调节任、督   C. 调节阴经经气

    D. 总调奇经八脉   E. 总调冲、任、督、带

11. 督脉的生理作用主要是（   ）。

    A. 调节督脉、任脉   B. 调节阳经经气

    C. 通调任、冲、督、带   D. 总调奇经八脉

    E. 通调任、冲、督脉

12. 督脉起于（   ）。

    A. 胞中   B. 会阴   C. 长强

    D. 龈交   E. 水沟

13. 督脉的络穴是（   ）。

    A. 风府   B. 百会   C. 大椎

    D. 腰俞   E. 长强

14. 命门穴位于后正中线上（   ）。

    A. 第 1 腰椎棘突下   B. 第 2 腰椎棘突下   C. 第 3 腰椎棘突下

    D. 第 4 腰椎棘突下   E. 第 5 腰椎棘突下

15. 下列穴位中主要用于治疗黄疸的是（   ）。

    A. 陶道   B. 身柱   C. 至阳

    D. 神道   E. 灵台

16. 上星与百会相距（   ）。

    A. 2 寸   B. 2.5 寸   C. 3 寸

    D. 3.5 寸   E. 4 寸

17. 与督脉交会于水沟穴的经脉有（   ）。

    A. 任脉   B. 冲脉   C. 足厥阴经

    D. 手少阴经   E. 手、足阳明经

18. 出足少阴然骨之后（照海穴）的经脉是（   ）。

    A. 冲脉   B. 带脉   C. 阴跷脉

    D. 阳跷脉   E. 阴维脉

19. 经络学说中的"血海"指（   ）。

    A. 足阳明胃经   B. 督脉   C. 冲脉

    D. 任脉   E. 足太阴脾经

20. 任脉之别，名曰（   ）。

    A. 会阴   B. 长强   C. 中极

D. 尾翳 　　　　　　　　　E. 曲骨

21. 任脉经穴的数目是（　　　）。
　　A. 20 个　　　　　　　B. 24 个　　　　　　C. 26 个
　　D. 28 个　　　　　　　E. 32 个

22. 下列两穴中相距 3 寸的是（　　　）。
　　A. 曲骨、中极　　　　　B. 曲骨、关元　　　　C. 曲骨、石门
　　D. 中极、气海　　　　　E. 中极、神阙

23. 下列穴组相距**不是** 2 寸的有（　　　）。
　　A. 中极、石门　　　　　B. 关元、阴交　　　　C. 神阙、下脘
　　D. 下脘、中脘　　　　　E. 中脘、上脘

24. 被称为气会的穴位是（　　　）。
　　A. 气海　　　　　　　　B. 膻中　　　　　　　C. 中极
　　D. 鸠尾　　　　　　　　E. 天突

25. 任脉与阴维脉交会的穴位是（　　　）。
　　A. 会阴　　　　　　　　B. 紫宫　　　　　　　C. 中庭
　　D. 廉泉　　　　　　　　E. 承浆

26. 冲脉在腹部与之并行的经脉是（　　　）。
　　A. 任脉　　　　　　　　B. 胃经　　　　　　　C. 肾经
　　D. 脾经　　　　　　　　E. 肝经

27. 经脉循行"渗诸阳，灌诸精"的是（　　　）。
　　A. 任脉　　　　　　　　B. 冲脉　　　　　　　C. 督脉
　　D. 阴维脉　　　　　　　E. 阳维脉

28. 下列经脉中与阴维脉循行最为密切的是（　　　）。
　　A. 足太阴脾经　　　　　B. 足阳明胃经　　　　C. 足少阴肾经
　　D. 足厥阴肝经　　　　　E. 任脉

29. 下列经脉与阳维脉循行最为密切的是（　　　）。
　　A. 督脉　　　　　　　　B. 足太阳膀胱经　　　C. 足厥阴肝经
　　D. 足少阳胆经　　　　　E. 足太阴脾经

30. 既称十二经之海，又称五脏六腑之海的是（　　　）。
　　A. 足阳明胃经　　　　　B. 足少阴肾经　　　　C. 足太阴脾经
　　D. 督脉　　　　　　　　E. 冲脉

31. 起于"诸阳会"的经脉是（　　　）。
　　A. 督脉　　　　　　　　B. 足太阳膀胱经　　　C. 足厥阴肝经
　　D. 阳跷脉　　　　　　　E. 阳维脉

32. 枕外隆凸直下，两侧斜方肌之间凹陷中的穴位是（　　　）。
　　A. 风府　　　　　　　　B. 百会　　　　　　　C. 哑门
　　D. 后顶　　　　　　　　E. 脑户

33. 任脉与督脉、冲脉的交会穴是（　　）。
    A. 会阴　　　　　　　　B. 关元　　　　　　　C. 中极
    D. 廉泉　　　　　　　　E. 石门

34. 任脉与足阳明经的交会穴是（　　）。
    A. 华盖　　　　　　　　B. 天突　　　　　　　C. 廉泉
    D. 璇玑　　　　　　　　E. 承浆

35. 位于胸剑结合下 1 寸的穴位是（　　）。
    A. 巨阙　　　　　　　　B. 鸠尾　　　　　　　C. 中庭
    D. 上脘　　　　　　　　E. 建里

36. 阴维脉的郄穴是（　　）。
    A. 筑宾　　　　　　　　B. 阴交　　　　　　　C. 漏谷
    D. 交信　　　　　　　　E. 地机

37. 阳维脉的郄穴是（　　）。
    A. 风池　　　　　　　　B. 阳交　　　　　　　C. 跗阳
    D. 飞扬　　　　　　　　E. 阳辅

38. 督脉与足太阳、足阳明经的交会穴是（　　）。
    A. 上星　　　　　　　　B. 神庭　　　　　　　C. 前顶
    D. 脑户　　　　　　　　E. 风府

39. 下列**不属于**大椎穴的主治病症的是（　　）。
    A. 疟疾　　　　　　　　B. 热病　　　　　　　C. 癫痫
    D. 咳喘　　　　　　　　E. 暴喑

40. 任脉起于胞中，止于（　　）。
    A. 齿龈　　　　　　　　B. 下颏　　　　　　　C. 咽喉
    D. 目　　　　　　　　　E. 口

41. 位于胸骨上窝中央的穴位是（　　）。
    A. 华盖　　　　　　　　B. 天突　　　　　　　C. 廉泉
    D. 璇玑　　　　　　　　E. 巨阙

42. 下列穴位中治疗黄疸的要穴是（　　）。
    A. 悬枢　　　　　　　　B. 身柱　　　　　　　C. 筋缩
    D. 至阳　　　　　　　　E. 陶道

43. 下列穴位中督脉和手足三阳经的交会穴是（　　）。
    A. 百会　　　　　　　　B. 风府　　　　　　　C. 大椎
    D. 水沟　　　　　　　　E. 至阳

44. 《素问·骨空论》言："大风颈项痛，刺（　　）。"
    A. 脑户　　　　　　　　B. 风府　　　　　　　C. 哑门
    D. 大椎　　　　　　　　E. 百会

45. 任脉循行**未到达**的部位是（　　）。

A. 胞中   B. 口唇   C. 咽喉

D. 目   E. 鼻

46. 督脉循行**未到达**的部位是（   ）。

A. 胞中   B 心   C. 肺

D. 脑   E. 目

47. 冲脉循行**未到达**的部位是（   ）。

A. 会阴   B. 咽喉   C. 气街

D. 唇口   E. 脑

48. 阳跷脉循行**未到达**的部位是（   ）。

A. 足跟   B. 耳后   C. 目锐眦

D. 脑   E. 肩

49. 阴跷脉"交贯冲脉"的部位在（   ）。

A. 腹部   B. 胸部   C. 咽喉

D. 口唇   E. 目

50. 阴维脉在腹部主要行于（   ）。

A. 正中线   B. 第一侧线   C. 第二侧线

D. 第三侧线   E. 季胁

51. 冲、任、督三脉同起于（   ）。

A. 足   B. 肾   C. 肝

D. 带脉   E. 胞中

52. 下列各组经脉均环绕口唇的是（   ）。

A. 胆经、胃经、肝经、任脉   B. 肾经、任脉、胆经、冲脉

C. 脾经、肝经、任脉、冲脉   D. 心经、脾经、肝经、胃经

E. 胃经、肝经、冲脉、任脉

53. 督脉属于（   ）。

A. 正经   B. 奇经   C. 经别

D. 浮络   E. 孙络

54. 百会穴在头正中线上，其具体位置在（   ）。

A. 入前发际 7 寸   B. 入前发际 5 寸   C. 入后发际 6 寸

D. 头顶旋毛中   E. 两耳连线上

55. 可治疗腰脊强痛的穴位是（   ）。

A. 兑端   B. 素髎   C. 水沟

D. 承浆   E. 印堂

56. 下列穴位归经**错误**的是（   ）。

A. 肩外俞—大肠经   B. 兑端—督脉   C. 阴包—肝经

D. 京门—胆经   E. 腹结—脾经

57. 下列关于中极的描述，**不正确**的是（   ）。

A. 位于前正中线脐下 4 寸　　　B. 为小肠募穴　　　C. 属任脉

D. 为任脉与足三阴经交会穴　　　E. 需排尿后针刺

58. 通脑部的经脉有（　　　）。

A. 督脉，足太阳膀胱经，阳跷脉

B. 足厥阴肝经，督脉，阳跷脉

C. 足太阳膀胱经，督脉，阴跷脉

D. 足少阳胆经，手少阴心经，阳维脉

E. 足少阳胆经，足厥阴肝经，阳维脉

59. 既可治疗头痛，又可治疗脱肛的穴位是（　　　）。

A. 承山　　　　　　　　B. 囟会　　　　　　　C. 百会

D. 风府　　　　　　　　E. 天枢

60. 既可治疗虚劳，又可治疗癃闭的穴位是（　　　）。

A. 中极　　　　　　　　B. 关元　　　　　　　C. 气海

D. 石门　　　　　　　　E. 神阙

61. 既可治疗胃痛，又可治疗癫痫的穴位是（　　　）。

A. 长强　　　　　　　　B. 神阙　　　　　　　C. 中脘

D. 鸠尾　　　　　　　　E. 膻中

62. 既可治疗赤白带下，又可治疗腰痛的穴位是（　　　）。

A. 神阙　　　　　　　　B. 气海　　　　　　　C. 长强

D. 关元　　　　　　　　E. 命门

63. 既可治疗舌强不语，又可治疗咽喉肿痛的穴位是（　　　）。

A. 廉泉　　　　　　　　B. 天突　　　　　　　C. 承浆

D. 水沟　　　　　　　　E. 通里

64. 下列穴位**不属于**督脉的是（　　　）。

A. 腰俞　　　　　　　　B. 印堂　　　　　　　C. 神庭

D. 会阴　　　　　　　　E. 龈交

65. 下列穴位**不属于**任脉的是（　　　）。

A. 鸠尾　　　　　　　　B. 曲骨　　　　　　　C. 承浆

D. 华盖　　　　　　　　E. 兑端

66. 以下关于冲脉循行描述**不正确**的是（　　　）。

A. 经会阴　　　　　　　B. 出于气街　　　　　C. 并足阳明经

D. 至胸中而散　　　　　E. 络唇口

67. 下列穴位除（　　　）外，均属冲脉交会穴。

A. 大赫　　　　　　　　B. 肓俞　　　　　　　C. 石关

D. 石门　　　　　　　　E. 阴都

68. 以下关于带脉循行描述**不正确**的是（　　　）。

A. 起于季胁　　　　　　B. 回身一周　　　　　C. 交会于京门穴

D. 交会于五枢穴   E. 经过第 2 腰椎

69. "腹满、腰溶溶若坐水中"属于哪条经脉的病候?（   ）。

    A. 带脉   B. 冲脉   C. 阴跷脉

    D. 阳跷脉   E. 阴维脉

70. "主胞胎"的经脉是（   ）。

    A. 带脉   B. 督脉   C. 冲脉

    D. 任脉   E. 阴维脉

71. 下列关于阳跷脉描述**不正确**的是（   ）。

    A. 循外踝上行   B. 沿髀胁上肩

    C. 交目内眦、会睛明   D. 司目之开阖

    E. 主一身之表

72. 下列关于阴跷脉描述**不正确**的是（   ）。

    A. 出然骨之后   B. 直上循阴股

    C. 至咽喉，交贯冲脉   D. 与足太阳、阳跷脉会于目内眦

    E. 为"血海"

73. 下列穴位中，孕妇禁用和慎用的是（   ）。

    A. 承浆   B. 关元   C. 膻中

    D. 中脘   E. 下脘

74. 下列穴位中，**不属于**阳维脉的交会穴的是（   ）。

    A. 阳白   B. 头临泣   C. 神庭

    D. 阳交   E. 肩井

75. 下列穴位中，**不属于**阴维脉的交会穴的是（   ）。

    A. 筑宾   B. 大横   C. 冲门

    D. 气冲   E. 期门

76. 下列关于冲脉病候的描述，**不正确**的是（   ）。

    A. 逆气上冲   B. 腹痛里急   C. 月经不调

    D. 不孕不育   E. 失眠多梦

77. 下列关于跷脉病候的描述，**不正确**的是（   ）。

    A. 嗜睡   B. 失眠   C. 心痛

    D. 癫痫   E. 下肢拘急

78. 下列关于神阙的描述，**不正确**的是（   ）。

    A. 位于脐中央   B. 属任脉   C. 主治胃痛

    D. 主治水肿   E. 常用灸法

79. 下列关于中脘的描述，**不正确**的是（   ）。

    A. 位于前正中线脐上 4 寸   B. 属任脉   C. 为胃的募穴

    D. 为任脉与足阳明经交会穴   E. 为八会穴之脏会

【A₂型题】

1. 患者，男，63岁。突然晕倒，不省人事，舌僵语謇，口角㖞斜，半身不遂。治疗宜取（　　）。
   A. 阳陵泉，阴陵泉　　　　B. 足三里，三阴交　　　C. 中脘，关元
   D. 水沟，内关　　　　　　E. 风池，环跳

2. 患者，男，26岁，近日昏昏欲睡，甚则白昼工作时睡意无法抗拒。治疗宜取（　　）。
   A. 太阳　　　　　　　　　B. 至阳　　　　　　　　C. 百会
   D. 天突　　　　　　　　　E. 膻中

3. 患者高热无汗，恶寒，头身疼痛，鼻塞咽痛，咳嗽。舌红，苔薄黄，脉浮数。治疗宜取（　　）。
   A. 大椎　　　　　　　　　B. 侠溪　　　　　　　　C. 厉兑
   D. 水沟　　　　　　　　　E. 阳陵泉

4. 患者，男，70岁，善忘迟钝，神情淡漠，寡言少语。治疗宜取（　　）。
   A. 水沟　　　　　　　　　B. 内关　　　　　　　　C. 合谷
   D. 百会　　　　　　　　　E. 胃俞

5. 患者，男51岁，尿滴沥不尽，腰膝酸软，头晕耳鸣，性功能障碍。舌淡，苔薄白，脉细弱。治疗宜取（　　）。
   A. 百会　　　　　　　　　B. 大椎　　　　　　　　C. 至阳
   D. 命门　　　　　　　　　E. 水沟

6. 患者，男，40岁。阑尾手术后，出现小便闭塞不通，努责无效，小腹满痛。治疗宜取（　　）。
   A. 合谷　　　　　　　　　B. 中极　　　　　　　　C. 神阙
   D. 足三里　　　　　　　　E. 昆仑

7. 患者喉间呃呃连声，声短而频，不能自控，胸脘不舒，数日不停。治疗宜取（　　）。
   A. 神阙　　　　　　　　　B. 中脘　　　　　　　　C. 关元
   D. 中极　　　　　　　　　E. 命门

8. 患者突发呕吐，呕吐量多，发热恶寒，头身疼痛，胸脘满闷。苔白腻，脉濡缓。治疗宜取（　　）。
   A. 关元　　　　　　　　　B. 气海　　　　　　　　C. 百会
   D. 膻中　　　　　　　　　E. 中脘

9. 患者大便清稀如水样，腹痛肠鸣，得热则舒，脘闷少食。治疗宜取（　　）。
   A. 中极　　　　　　　　　B. 膻中　　　　　　　　C. 神阙
   D. 百会　　　　　　　　　E. 上脘

【B型题】
   A. 阴交　　　　　　　　　B. 交信　　　　　　　　C. 照海

D. 申脉   E. 筑宾

1. 阴跷脉的郄穴是   答案:(   )。

2. 阴维脉的郄穴是   答案:(   )。

A. 阳交   B. 申脉   C. 仆参

D. 金门   E. 跗阳

3. 阳跷脉的郄穴是   答案:(   )。

4. 阳维脉的郄穴是   答案:(   )。

A. 第 1 胸椎棘突下   B. 第 3 胸椎棘突下   C. 第 6 胸椎棘突下

D. 第 7 胸椎棘突下   E. 第 10 胸椎棘突下

5. 身柱穴位于   答案:(   )。

6. 灵台穴位于   答案:(   )。

A. 长强   B. 鸠尾   C. 会阴

D. 陶道   E. 大椎

7. 督脉的络穴是   答案:(   )。

8. 任脉的络穴是   答案:(   )。

A. 第 1 腰椎棘突下   B. 第 2 腰椎棘突下   C. 第 3 腰椎棘突下

D. 第 4 腰椎棘突下   E. 第 5 腰椎棘突下

9. 悬枢穴位于   答案:(   )。

10. 命门穴位于   答案:(   )。

A. 长强   B. 中极   C. 会阴

D. 陶道   E. 大椎

11. 任脉与足厥阴经的交会穴是   答案:(   )。

12. 督脉与足少阴经的交会穴是   答案:(   )。

A. 冲脉   B. 督脉   C. 任脉

D. 阴维脉   E. 阴跷脉

13. 起于"诸阴交"的经脉是   答案:(   )。

14. 为"阴脉之海"的经脉是   答案:(   )。

A. 风府   B. 至阳   C. 灵台

D. 陶道   E. 大椎

15. 退热要穴是   答案:(   )。

16. 治疗头痛、癫狂的要穴是　　答案：（　　）。

　　A. 命门　　　　　　　　B. 脊中　　　　　　　C. 腰俞
　　D. 腰阳关　　　　　　　E. 悬枢
17. 位于骶管裂孔中的穴位是　　答案：（　　）。
18. 第4腰椎棘突下凹陷处的穴位是　　答案：（　　）。

　　A. 阴维脉　　　　　　　B. 阳维脉　　　　　　C. 冲脉
　　D. 阴跷脉　　　　　　　E. 阳跷脉
19. 在奇经八脉中，治疗嗜睡常选用　　答案：（　　）。
20. 在奇经八脉中，治疗失眠常选用　　答案：（　　）。

　　A. 阳跷脉　　　　　　　B. 任脉　　　　　　　C. 督脉
　　D. 冲脉　　　　　　　　E. 阳维脉
21. 被称为"阳脉之都纲"的经脉是　　答案：（　　）。
22. 被称为"经脉之海"的经脉是　　答案：（　　）。

　　A. 下脘　　　　　　　　B 中脘　　　　　　　C. 上脘
　　D. 水分　　　　　　　　E. 建里
23. 位于脐上2寸的穴位是　　答案：（　　）。
24. 位于脐上3寸的穴位是　　答案：（　　）。

　　A. 气海　　　　　　　　B. 下脘　　　　　　　C. 阴交
　　D. 石门　　　　　　　　E. 水分
25. 位于脐上1寸的穴位是　　答案：（　　）。
26. 位于脐下1寸的穴位是　　答案：（　　）。

　　A. 脐上5寸　　　　　　B. 脐下5寸　　　　　C. 脐上4寸
　　D. 脐下4寸　　　　　　E. 脐上3寸
27. 中极穴位于　　答案：（　　）。
28. 上脘穴位于　　答案：（　　）。

　　A. 前发际正中直上1寸　　B. 前发际正中直上3寸
　　C. 前发际正中直上4寸　　D. 前发际正中直上5寸
　　E. 前发际正中直上7寸
29. 百会穴位于　　答案：（　　）。
30. 上星穴位于　　答案：（　　）。

A. 鸠尾   B. 膻中   C. 巨阙

D. 气海   E. 中庭

31. 心的募穴是   答案：（   ）。

32. 心包的募穴是   答案：（   ）。

A. 阴维脉   B. 阳维脉   C. 督脉

D. 阴跷脉   E. 阳跷脉

33. 主一身之表的经脉是   答案：（   ）。

34. 主一身之里的经脉是   答案：（   ）。

A. 阴维脉   B. 阳维脉   C. 阴跷脉

D. 阳跷脉   E. 督脉

35. 经脉病候表现为"阳缓而阴急"的是   答案：（   ）。

36. 经脉病候表现为"阴缓而阳急"的是   答案：（   ）。

A. 会阴   B. 长强   C. 龈交

D. 水沟   E. 承浆

37. 督脉的首穴是   答案：（   ）。

38. 督脉的末穴是   答案：（   ）。

A. 会阴   B. 长强   C. 阴交

D. 承浆   E. 水沟

39. 任脉的首穴是   答案：（   ）。

40. 任脉的末穴是   答案：（   ）。

【X 型题】

1. 奇经八脉与十二正经**不同**之处是（   ）。

     A. 不直属脏腑

     B. 没有专属的腧穴

     C. 无表里配合关系

     D. 其走向除带脉横斜行于腰腹外，都是自下而上循行的

     E. 奇经八脉对其余十二经脉起统率、联络和调节气血盛衰的作用

2. 督脉循行联系的器官有哪些？（   ）

     A. 胞中   B. 鼻   C. 口唇

     D. 目   E. 喉

3. 下列属于关元穴的主治病症的是（   ）。

     A. 癃闭   B. 尿频   C. 疝气

     D. 便秘   E. 虚劳

4. 关于长强穴，下列说法正确的是（　　　）。

    A. 归属于督脉

    B. 督脉与足太阳交会穴

    C. 尾骨端与肛门连线的中点处

    D. 可治疗泄泻

    E. 络穴

5. 关于大椎穴，下列说法正确的是（　　　）。

    A. 归属于督脉　　　　　　　　　　B. 第 7 颈椎棘突下凹陷中

    C. 主治热病　　　　　　　　　　　D. 手足三阳经交会穴

    E. 主治下肢痿痹

6. 关于哑门穴，下列说法正确的是（　　　）。

    A. 归属于督脉　　　　　　　　　　B. 第 2 颈椎棘突下凹陷中

    C. 可治疗头痛项强　　　　　　　　D. 可治疗暴喑舌强

    E. 八会穴之气会

7. 关于风府穴，下列说法正确的是（　　　）。

    A. 归属于督脉

    B. 位于枕外隆凸直下，两侧斜方肌之间凹陷中

    C. 主治癫狂痫

    D. 八会穴之髓会

    E. 督脉与阳维脉交会穴

8. 关于百会穴，下列说法正确的是（　　　）。

    A. 督脉、足太阳交会穴

    B. 位于前后发际正中连线的中点

    C. 平刺 0.5~1 寸

    D. 主治失眠健忘

    E. 主治脱肛久泻

9. 关于神庭穴，下列说法正确的是（　　　）。

    A. 归属于任脉　　　　　　　　　　B. 前发际正中直上 0.5 寸

    C. 主治头痛眩晕　　　　　　　　　D. 平刺 0.3~0.5 寸

    E. 主治鼻渊

10. 关于水沟穴，下列说法正确的是（　　　）。

    A. 归属于任脉　　　　　　　　　　B. 向上斜刺 0.3~0.5 寸

    C. 主治癫狂痫　　　　　　　　　　D. 主治闪挫腰痛、脊膂强痛

    E. 位于人中沟的中点

11. 下列腧穴均归属于督脉的有哪些（　　　）。

    A. 中枢　　　　　　　B. 承浆　　　　　　　C. 腰阳关

    D. 关元　　　　　　　E. 至阳

12. 以下腧穴擅长治疗脱肛的是（　　　）。
    A. 百会　　　　　　　　B. 上星　　　　　　　C. 长强
    D. 大椎　　　　　　　　E. 至阳

13. 任脉循行联系的器官有哪些？（　　）
    A. 胞中　　　　　　　　B. 鼻　　　　　　　　C. 口唇
    D. 目　　　　　　　　　E. 咽喉

14. 关于中极穴，下列说法正确的是（　　　）。
    A. 归属于任脉　　　　　B. 位于前正中线上，脐下 3 寸
    C. 可治疗癃闭　　　　　D. 可治疗尿频
    E. 膀胱的募穴

15. 关于关元穴，下列说法正确的是（　　　）。
    A. 归属于任脉　　　　　B. 位于前正中线上，脐下 3 寸
    C. 可治疗癃闭　　　　　D. 可治疗腹泻、少腹痛
    E. 大肠的募穴

16. 关于气海穴，下列说法正确的是（　　　）。
    A. 归属于任脉　　　　　B. 位于前正中线上脐下 1.5 寸
    C. 可治疗中风脱症　　　D. 可治疗腹泻、少腹痛
    E. 八会穴之气会

17. 关于中脘穴，下列说法正确的是（　　　）。
    A. 归属于任脉　　　　　B. 位于前正中线上，脐上 2 寸
    C. 直刺 1~1.5 寸　　　　D. 八会穴之脏会
    E. 主治胃痛、腹胀

18. 关于膻中穴，下列说法正确的是（　　　）。
    A. 心之募穴　　　　　　B. 位于前正中线上，横平第四肋间隙
    C. 平刺 0.3~0.5 寸　　　D. 可治疗乳腺疾病
    E. 八会穴之气会

19. 关于天突穴，下列说法正确的是（　　　）。
    A. 任脉与阴维脉交会穴　B. 位于前正中线上，胸骨上窝上 1 寸
    C. 可治疗咳嗽胸痛　　　D. 直刺 1~1.5 寸
    E. 可治疗梅核气

20. 关于承浆穴，下列说法正确的是（　　　）。
    A. 任脉、足太阴经交会穴　B. 可治疗口㖞
    C. 斜刺 0.3~0.5 寸　　　D. 可治疗流涎
    E. 位于颏唇沟的正中凹陷处

21. 关于神阙穴，下列说法正确的是（　　　）。
    A. 禁刺　　　　　　　　B. 可灸　　　　　　　C. 主治泄泻
    D. 主治水肿　　　　　　E. 主治中风闭证

22. 下列腧穴均归属于任脉的有哪些（　　）。
    A. 阴交　　　　　　　　B. 水沟　　　　　　　C. 会阴
    D. 长强　　　　　　　　E. 承浆

23. 奇经八脉中有其所属腧穴的经脉是（　　）。
    A. 冲脉　　　　　　　　B. 任脉　　　　　　　C. 阴跷脉
    D. 督脉　　　　　　　　E. 阳维脉

24. 下列穴中相距 2 寸的是（　　）。
    A. 中极—石门　　　　　B. 关元—阴交　　　　C. 神阙—下脘
    D. 下脘—中脘　　　　　E. 中脘—上脘

25. 位于任脉上的募穴有（　　）。
    A. 中极　　　　　　　　B. 石门　　　　　　　C. 关元
    D. 神阙　　　　　　　　E. 中脘

（二）名词解释

1. 奇经八脉
2. 诸阴交
3. 诸阳会
4. 血海
5. 胞中
6. 阴脉之海
7. 带脉

（三）填空题

1. 奇经八脉的综合作用主要有_____和_____。
2. 《难经》言阳维为病_____，阴维为病_____。
3. 任脉与足三阴经的交会穴是_____、_____。
4. 督脉与阳维脉的交会穴是_____、_____。
5. 带脉与足少阳经的交会穴是_____、_____、_____。
6. 阳维脉的主要功能是_____；阴维脉的主要功能是_____。
7. 位于任脉经上的募穴有_____、_____、_____、_____、_____和_____。
8. 位于任脉经上的八会穴有_____、_____。
9. 督脉的络脉病候是：实则_____，虚则_____。
10. 任脉的络脉病候是：实则_____，虚则_____。
11. 阳跷脉循行起于_____，出足太阳之_____。

（四）简答题

1. 为什么说督脉为"阳脉之海"？

2. 简述大椎穴的归经、定位和主治。

3. 简述关元穴的归经、定位、主治和针刺注意事项。

4. 简述天突穴的归经、定位和针刺方法。

5. 简述风府穴的归经、定位和针刺注意事项。

（五） 论述题

试述冲脉的分布和主要功能。

（六） 病案分析题

1. 患者，男，78 岁。主诉：尿频、排尿困难，小便淋沥不爽，排出无力，夜尿多，10 年前西医检查有前列腺肥大。伴腰膝酸软，查见：舌质淡，脉沉细。经诊断后，拟补肾固本，益气通便。

请针对患者情况，结合拟定的治疗原则，写出针灸处方。要求：

（1）至少写出 5 个以上穴位（需包含奇经八脉穴）。

（2）简述取穴依据。

2. 患者，女，38 岁。主诉：近半年来，月经周期经常推迟 7 天以上，甚至 40~50 日一潮。且月经量少，质稠，行而不畅，血色紫黯有块，并有小腹冷痛，查见：苔薄白，脉沉紧。经诊断后，拟温经散寒，行血调经。

请针对患者情况，结合拟定的治疗原则，写出针灸处方。要求：

（1）至少写出 5 个以上穴位，且来自至少 4 条不同的经脉或经外奇穴。

（2）请写出你所选择穴位的归经和取穴方法。

（3）简述取穴依据。

3. 患者，女，28 岁。主诉：结婚 4 年，正常性生活，一直未受孕。月经经期偶有延后，经量少色淡，小便清长，大便不成形。妇科相关检查未见异常。查见：舌淡，苔白有齿痕，脉沉细。经诊断后，拟调理冲任、温阳补肾。

请针对患者情况，结合拟定的治疗原则，写出针灸处方。要求：

（1）至少写出 5 个以上穴位且来自至少 4 条不同的经脉或经外奇穴。

（2）请写出你所选择穴位的归经和取穴方法。

（3）简述取穴依据。

参考答案

（一） 选择题

【A₁型题】

1. C　2. E　3. A　4. C　5. D　6. E　7. B　8. D　9. D　10. C　11. B　12. A　13. E

14. B　15. C　16. E　17. E　18. C　19. C　20. D　21. B　22. C　23. E　24. B　25. D

26. C 27. B 28. A 29. D 30. E 31. E 32. A 33. A 34. E 35. B 36. A 37. B
38. B 39. E 40. D 41. B 42. D 43. C 44. B 45. E 46. C 47. E 48. C 49. C
50. D 51. E 52. E 53. B 54. B 55. C 56. A 57. B 58. A 59. C 60. B 61. C
62. E 63. A 64. D 65. E 66. C 67. D 68. C 69. A 70. D 71. E 72. E 73. B
74. C 75. D 76. E 77. C 78. C 79. E

【A₂型题】

1. D 2. C 3. A 4. D 5. D 6. B 7. B 8. E 9. C

【B型题】

1. B 2. E 3. E 4. A 5. B 6. C 7. A 8. B 9. A 10. B 11. B 12. A 13. D
14. C 15. E 16. A 17. C 18. O 19. E 20. D 21. C 22. D 23. A 24. E 25. E
26. C 27. D 28. A 29. D 30. A 31. C 32. B 33. A 34. B 35. C 36. D 37. B
38. C 39. A 40. D

【X型题】

1. ACE 2. ABCE 3. ABCE 4. ACDE 5. ABCD 6. ACD 7. ABCE 8. ACDE
9. BCDE 10. BCD 11. ACE 12. AC 13. ACDE 14. ACDE 15. ABCD 16. ABCD
17. ACE 18. BCDE 19. ACE 20. BCDE 21. ABCD 22. ACE 23. BD 24. ABCD
25. ABCE

（二）名词解释

1. 奇经八脉：是指十二经脉之外"别道奇行"的八条经脉，包括督脉、任脉、冲脉、带脉、阴跷脉、阳跷脉、阴维脉、阳维脉。"奇"是奇异的意思，指这八条经脉的分布和作用有异于十二正经。

2. 诸阴交：指阴维脉与各阴经的交会穴，不是指某一穴。杨上善《太素》注："则三阴交也。"但三阴交一穴，无维脉交会穴记载。也有人理解为筑宾穴，亦非。

3. 诸阳会：指阳维脉与各阳经的交会穴，非指某一穴。张飞畴注："诸阳皆会于头"。即指其头肩部各交会穴。

4. 血海：①指冲脉。因为冲脉交会任、督脉，有通行溢蓄全身血气的作用；同时，本经与女子经、孕，男子发育、生殖功能有密切联系，故称之。《素问》王冰注："冲为血海，任主胞胎，两者相资，故能有子。"只有血海充盈，女子才能"月事以时下"；男子才能"澹渗皮肤，生毫毛"（胡须）。《临证指南》也说："血海者，即冲脉也，男子藏精，女子系胞。"②足太阴脾经经穴，定位在股前区，髌底内侧端上2寸，股内侧肌隆起处。

5. 胞中：指内生殖器。张介宾注："在女子为孕育胎儿之所，在男子当藏精之所。"

6. 阴脉之海：指任脉。任脉主干行于腹，腹为阴，诸阴经均直接或间接交会于任脉，同时任脉有"主胞胎"的作用，故称之。

7. 带脉：①为奇经八脉之一，是所有经脉中唯一一条横行的经脉，环绕腰腹部一周。带，腰带、束带，引申为约束。《广雅》："带，束也。"从分布上看，本经行于腰带部位；从功能上看，本经有约束全身纵行经脉的作用，故称之。②足少阳胆经的腧穴，是带脉与足少阳胆经的交会穴，定位在侧腹部，第11肋骨游离端垂线与脐水平线的交点上。

（三） 填空题

1. 统领、联络作用　溢蓄、调节作用
2. 苦寒热　苦心痛
3. 关元　中极
4. 风府　哑门
5. 带脉　五枢　维道
6. 维系诸阳经，主一身之表　维系诸阴经，主一身之里
7. 中极　关元　中脘　膻中　巨阙　石门
8. 中脘　膻中
9. 脊强　头重
10. 腹皮痛　痒搔
11. 跟中　申脉

（四） 简答题

1. 为什么说督脉为"阳脉之海"？

答：督脉主干行于背部正中，入属于脑。"脑为元神之府""头为诸阳之会"，背部属阳；另一方面各阳经均交会于督脉，如：手、足三阳经交会于大椎；阳维脉交会于风府、哑门。因此，称督脉为"阳脉之海"。正如滑伯仁《十四经发挥》所言："督之为言都也，行背部之中行，为阳脉之都纲。"

2. 简述大椎穴的归经、定位和主治。

答：大椎属督脉经穴。其定位是：在后正中线上，第7颈椎棘突下凹陷中。

主要治疗：热病，疟疾，寒热；骨蒸盗汗，咳嗽，气喘，颈项强痛，脊痛等。本穴为退热要穴。《素问·骨空论》"灸寒热法"，首选大椎。临床上，无论实热、虚热皆可取之。

3. 简述关元穴的归经、定位、主治和针刺注意事项。

答：关元属任脉经穴。其定位是：在下腹部，前正中线上，当脐中下3寸。

主要治疗：虚劳羸瘦，中风脱证；阳痿，遗精，早泄，痛经，闭经，不孕，崩漏，带下，尿频，癃闭，遗尿；小腹疼痛，疝气，腹泻等。本穴为保健要穴。

一般直刺1~2寸，需排尿后进行针刺。孕妇慎用。

4. 简述天突穴的归经、定位和针刺方法。

答：天突属任脉腧穴。其定位是：在颈前区，胸骨上窝中央，前正中线上。因其位置特殊，浅层布有锁骨上内侧神经，皮下组织内有颈阔肌和颈静脉弓；深层有头臂干、左颈总动脉、主动脉弓和头臂静脉等重要结构，因此要特别注意针刺方法：先直刺0.2

寸，当针尖超过胸骨柄内缘后，即向下沿胸骨柄后缘、气管前缘缓慢向下刺入 0.5~1 寸。注意：该穴针刺要注意角度、方向和深度。不能向左右深刺，以防刺伤锁骨下动脉和肺尖。如刺中气管壁，针下有硬而轻度弹性感，病人出现喉痒欲咳等现象；如刺破气管壁，可引起剧烈的咳嗽现象；如刺中无名静脉或主动脉弓时，针下有柔软而有弹力的阻力或病人有疼痛感，应立即退针。

5. 简述风府穴的归经、定位和针刺注意事项。

答：风府属督脉腧穴。其定位是：在颈后区，枕外隆凸直下，两侧斜方肌之间凹陷中。其操作方法是：伏案正坐，使头微前倾，项肌放松，向下颌方向缓慢刺入 0.5~1 寸。针尖不可向上，以免刺入枕骨大孔，误伤延髓。

（五）论述题

试述冲脉的分布和主要功能。

答：冲脉起于肾下胞中，经会阴，出于气街，并足少阴肾经，挟脐上行，至胸中而散。

其分支有四：①从胸中上行，会咽喉，络唇口，其气血渗诸阳，灌诸精。②从气街下行，并足少阴经，循阴股内廉。入腘中，行胫内廉，至内踝后，渗三阴。③从内踝后分出，行足背，入大趾内间。④从胞中向后，行于脊内。

冲脉的功能主要可概括为"十二经之海""五脏六腑之海"和"血海"。

言"十二经之海"，主要是强调冲脉在十二经气血通行、渗灌中所起的重要作用。冲脉与督脉、任脉同起于胞中，同出于会阴，而督脉交会于全身所有的阳经，为"阳脉之海"，任脉交会于全身所有的阴经，为"阴脉之海"。因此冲脉通过交会任、督而通行十二经气血。另一方面，本经循行范围广泛，其上者"出于颃颡，渗诸阳、灌诸精"；其下者，"渗三阴"；其前者，"渗诸络而温肌肉"。张景岳曾对冲脉分布给予高度概括："其上自头，下自足，后自背，前自腹，内自溪谷，外自肌肉，阴阳表里无所不涉"（《类经》卷九）。可见冲脉有通受全身气血的作用，故被称为"十二经之海"。

称其为"五脏六腑之海"，主要是概括说明本经有秉受、输布先、后天精气的作用。先天精气来源于肾，而冲脉与足少阴肾经并行于腹部和下肢部，又起于"肾下""胞中"，故本经秉受先天精气；后天精气来源于胃，而冲脉与胃经"会于气街"，"合于宗筋"，故本经也可输布后天之精气，以濡养五脏六腑，因此，被称为"五脏六腑之海"。

称其"血海"，除说明本经有通行溢蓄全身血气的作用，还强调本经与女子经、孕，男子发育、生殖功能有密切联系。《素问》王冰注："冲为血海，任主胞胎，两者相资，故能有子。"只有血海充盈，女子才能"月事以时下"；男子才能"澹渗皮肤，生毫毛"（胡须）"。

（六）病案分析题

1. 参考答案：

（1）选穴：中极、膀胱俞、秩边、三阴交、气海、关元等。

（2）归经、定位（略，根据实际穴位确定）。

（3）取穴依据：中极和膀胱俞分别为膀胱的募穴和背俞穴，俞募相配，促进膀胱气化；秩边为局部取穴，可疏导膀胱气机；三阴交通调足三阴经气血，消除瘀滞；气海、关元为任脉与足三阴经交会穴，能温补下元，鼓舞膀胱气化。

2. 参考答案：

（1）选穴：气海、关元、命门、天枢、归来、神阙、子宫、三阴交等。

（2）归经、定位（略，根据实际穴位确定）。

（3）取穴依据：气海、关元是任脉穴，温灸可益气温阳，散寒通经；命门是督脉穴，温灸可温经散寒；三阴交为足三阴经交会穴，可调理脾、肝、肾三脏，养血调经，是治疗月经病的要穴。归来可和血调经。证见实寒，可配温灸天枢、神阙、子宫等穴。

3. 参考答案：

（1）选穴：关元、中极、石门、气海、神阙、命门、肾俞、太溪、三阴交、子宫等。

（2）归经、定位（略，根据实际穴位确定）。

（3）取穴依据和操作：关元、中极、石门、气海、神阙等属于任脉，子宫为经外奇穴，位于脐下，邻近胞宫，可补肾经气血、壮元阴元阳，关元针之调和冲任，灸之温暖胞宫；肾主生殖，取督脉之命门、肾之背俞穴肾俞、肾经原穴太溪，补益肾气，以治其本；三阴交通于任脉和脾、肝、肾诸经，既能疏肝理气行瘀，又能健脾化湿导滞，还能补益肾阴肾阳，调和冲任气血。

第十六章　奇　穴 ▷▷▷▷

一、内容提要

本章介绍了头颈部、胸腹部、背部、上肢部和下肢部的奇穴。应掌握常用奇穴的名称、定位、主治和操作，熟悉非常用奇穴的名称、定位；了解奇穴的局部层次解剖。

二、重点难点解析

1. 奇穴是未归入经穴范围，而有具体的位置和名称的腧穴。奇穴是在"阿是穴"的基础上发展起来的，这类腧穴多为经验效穴，主治范围比较单一，多数对某些病症有特殊疗效，如耳尖治目赤肿痛，四缝穴治小儿疳积等。

2. 奇穴的分布较为分散，有的在十四经循行路线上；有的虽不在十四经循行路线上，但却与经络系统有着密切联系；有的奇穴并不是指一个穴位，而是多个穴位的组合，如十宣、八邪、八风、华佗夹脊等；有些虽名为奇穴，但实际上就是经穴，如胞门、子户，实际就是水道穴，四花就是胆俞、膈俞四穴，灸痨穴就是心俞二穴（据《针灸聚英》说）。

三、习题

（一）选择题

[A₁型题]

1. "经外奇穴"是指（　　　）。

　　A. 经脉以外的穴位

　　B. 经穴以外的穴位

　　C. 十二经穴以外有定名、定位的穴位

　　D. 十四经穴以外的穴位

　　E. 经穴以外有定名、定位的穴位

2. 下列穴位定位**不在**脊间的是（　　　）。

　　A. 筋缩　　　　　　　　B. 中枢　　　　　　　　C. 下极俞

　　D. 胃脘下俞　　　　　　E. 悬枢

3. 外劳宫穴能治疗（　　　）。

　　A. 腰痛　　　　　　　　B. 落枕　　　　　　　　C. 目疾

    D. 牙痛   E. 呕吐

4. 治疗消渴病可以配用的穴位是（　　）。
    A. 胃脘下俞   B. 崇骨穴   C. 百劳穴
    D. 痞根穴   E. 中泉穴

5. 在华佗夹脊穴中，治疗上肢疾患的是（　　）。
    A. 胸 1~6   B. 胸 1~8   C. 胸 1~10
    D. 胸 1~5   E. 胸 1~7

6. 在华佗夹脊穴中，治疗胸部疾患的是（　　）。
    A. 胸 1~5   B. 胸 1~8   C. 胸 1~9
    D. 胸 1~10   E. 胸 1~12

7. 在华佗夹脊穴中，治疗胃肠疾患的是（　　）。
    A. 胸 1~12   B. 胸 1~腰 4   C. 胸 6~12
    D. 胸 12~腰 4   E. 胸 6~腰 4

8. 在华佗夹脊穴中，治疗下肢疾患的是（　　）。
    A. 胸 10~腰 2   B. 胸 11~腰 3   C. 胸 12~腰 4
    D. 腰 1~5   E. 腰 2~4

9. 位于骶角之间凹陷中的腧穴是（　　）。
    A. 下极   B. 腰奇   C. 腰俞
    D. 会阴   E. 腰阳关

10. 治疗肝、脾肿大可以选用（　　）。
    A. 腰眼穴   B. 腰奇穴   C. 三角灸
    D. 痞根穴   E. 十七椎

11. 主治痈疽的奇穴是（　　）。
    A. 肘尖   B. 二白   C. 中魁
    D. 四缝   E. 八邪

12. 治疗呕吐的奇穴是（　　）。
    A. 肘尖   B. 二白   C. 十宣
    D. 八邪   E. 中魁

13. 四神聪穴位于（　　）。
    A. 百会前、后、左、右各旁开 0.5 寸
    B. 百会前、后、左、右各旁开 1.0 寸
    C. 百会前、后、左、右各旁开 1.3 寸
    D. 百会前、后、左、右各旁开 1.5 寸
    E. 百会前、后、左、右各旁开 2.0 寸

14. 球后穴的定位是（　　）。
    A. 眶上缘的外 1/4 与内 3/4 交界处
    B. 眶上缘的中点

  C. 眶上缘的外 3/4 与内 1/4 交界处

  D. 眶下缘的外 1/4 与内 3/4 交界处

  E. 眶下缘的外 3/4 与内 1/4 交界处

15. 太阳穴的定位是（ ）。

  A. 眉梢外开 1 寸

  B. 目外眦外开 1 寸

  C. 眉梢与目外眦之间

  D. 眉梢与目外眦之间向后 1 横指的凹陷中

  E. 目外眦凹陷处

16. 位于足底，第 2 趾的跖侧远端，趾间关节中点的穴位是（ ）。

  A. 独阴   B. 里内庭   C. 四缝

  D. 至阴   E. 气端

17. 定位**不在**眶内的穴位是（ ）。

  A. 承泣   B. 瞳子髎   C. 上明

  D. 睛明   E. 球后

18. 夹脊穴的定位是（ ）。

  A. 第 1 胸椎至第 4 骶椎各椎棘突下旁开 0.5 寸

  B. 第 1 胸椎至第 5 腰椎各椎棘突下旁开 0.5 寸

  C. 第 1 胸椎至第 12 胸椎各椎棘突下旁开 0.5 寸

  D. 第 7 颈椎至第 12 胸椎各椎棘突下旁开 0.5 寸

  E. 第 1 颈椎至第 5 腰椎各椎棘突下旁开 0.5 寸

19. 四缝穴的定位是（ ）。

  A. 在 2~5 指掌面，近端指节横纹中点

  B. 在 2~5 指掌面，远端指节横纹中点

  C. 在 2~5 指掌面，指掌关节横纹中点

  D. 在 2~5 指掌面，近端指节横纹尺侧端

  E. 在 2~5 指掌面，远端指节横纹桡侧端

20. 中极穴旁开 3 寸的穴位是（ ）。

  A. 子宫穴   B. 曲骨   C. 水道

  D. 府舍   E. 维道

21. 子宫穴可以治疗（ ）。

  A. 胃下垂   B. 肾下垂   C. 子宫脱垂

  D. 遗尿   E. 泄泻

22. 只有一个穴点的奇穴是（ ）。

  A. 二白   B. 腰痛点   C. 八邪

  D. 四缝   E. 下极俞

23. 有关中魁穴叙述**错误**的是（ ）。

A. 位于中指背面，近侧指间关节的中点处

B. 局部有指背神经和动脉

C. 主治噎膈、翻胃、呕吐

D. 可治疗牙痛、鼻出血

E. 操作时可用三棱针点刺出血

24. 奇穴肘尖主要治疗（　　）。

    A. 臂痛   B. 上肢麻木   C. 肩周炎

    D. 结核   E. 瘰疬

25. 既能治五脏病又能治六腑病的穴位是（　　）。

    A. 夹脊   B. 心俞   C. 肺俞

    D. 大肠俞   E. 膀胱俞

26. 经穴中位置与八风穴相重的是（　　）。

    A. 太冲   B. 陷谷   C. 侠溪

    D. 地五会   E. 通谷

27. 经穴中位置与八邪穴相重的是（　　）。

    A. 三间   B. 中渚   C. 液门

    D. 前谷   E. 合谷

28. 胃脘下俞穴能治疗（　　）。

    A. 腰痛   B. 不孕   C. 喘咳

    D. 痛经   E. 胃痛

29. 海泉穴能治疗（　　）。

    A. 呕吐   B. 口疮   C. 耳鸣

    D. 消渴   E. 目疾

30. 四神聪穴主要用于治疗（　　）。

    A. 健忘   B. 目赤肿痛   C. 鼻塞

    D. 牙痛   E. 耳鸣

31. 鱼腰穴主要用于治疗（　　）。

    A. 头痛   B. 牙痛   C. 鼻塞

    D. 眉棱骨痛   E. 惊风

32. 太阳穴主要用于治疗（　　）。

    A. 鼻疾   B. 偏头痛   C. 耳鸣

    D. 眩晕   E. 失眠

33. 球后穴主要用于治疗（　　）。

    A. 鼻疾   B. 头痛   C. 目疾

    D. 牙痛   E. 耳鸣

34. 金津、玉液穴主要用于治疗（　　）。

    A. 舌强不语   B. 耳疾   C. 耳痛

D. 眩晕　　　　　　　　　　E. 失眠

35. 翳明穴主要用于治疗（　　）。
    A. 牙疾，口疾　　　　　B. 目疾，耳鸣　　　　C. 舌疾，鼻疾
    D. 鼻疾，耳疾　　　　　E. 口疾，鼻疾

36. 定喘穴主要用于治疗（　　）。
    A. 咳喘　　　　　　　　B. 头痛　　　　　　　C. 纳呆
    D. 胃疾　　　　　　　　E. 耳疾

37. 十宣穴主要用于治疗（　　）。
    A. 头痛　　　　　　　　B. 目疾　　　　　　　C. 昏迷
    D. 疳积　　　　　　　　E. 吐泻

38. 位于头部的穴位是（　　）。
    A. 太溪　　　　　　　　B. 太渊　　　　　　　C. 太白
    D. 太阳　　　　　　　　E. 太乙

39. 位于面部的穴位是（　　）。
    A. 合谷　　　　　　　　B. 少商　　　　　　　C. 曲池
    D. 上迎香　　　　　　　E. 至阴

40. 位于舌下的穴位是（　　）。
    A. 太阳　　　　　　　　B. 廉泉　　　　　　　C. 鱼腰
    D. 迎香　　　　　　　　E. 金津、玉液

41. 治疗眉棱骨痛的首选穴是（　　）。
    A. 太阳　　　　　　　　B. 百会　　　　　　　C. 鱼腰
    D. 耳尖　　　　　　　　E. 翳明

42. 治疗舌强不语的首选穴是（　　）。
    A. 下关　　　　　　　　B. 地仓　　　　　　　C. 金津、玉液
    D. 翳明　　　　　　　　E. 太阳

43. 治疗子宫脱垂的首选穴是（　　）。
    A. 中极　　　　　　　　B. 曲骨　　　　　　　C. 维道
    D. 子宫　　　　　　　　E. 夹脊

44. 治疗鹤膝风的首选穴是（　　）。
    A. 髋骨　　　　　　　　B. 鹤顶　　　　　　　C. 膝眼
    D. 血海　　　　　　　　E. 梁丘

45. 位于足底的穴位是（　　）。
    A. 太溪　　　　　　　　B. 独阴　　　　　　　C. 太冲
    D. 侠溪　　　　　　　　E. 八风

46. 位于足尖端的穴位是（　　）。
    A. 太白　　　　　　　　B. 太溪　　　　　　　C. 气端
    D. 八风　　　　　　　　E. 至阴

47. 以下可灸，**不可**针刺的穴位是（　　）。

    A. 解溪   B. 独阴   C. 气端

    D. 外踝尖   E. 八风

48. 有醒神作用的穴位是（　　）。

    A. 八邪   B. 八风   C. 十宣

    D. 二白   E. 四缝

49. 以下可灸，**不可**针刺的穴位是（　　）。

    A. 二白   B. 肘尖   C. 中泉

    D. 四缝   E. 十宣

50. 既能治上肢疾患又能治下肢疾患的穴位是（　　）。

    A. 八邪   B. 八风   C. 曲池

    D. 足三里   E. 夹脊

51. 在眉毛中的穴位是（　　）。

    A. 印堂   B. 太阳   C. 鱼腰

    D. 当阳   E. 迎香

52. 在舌体背部正中缝中的穴位是（　　）。

    A. 廉泉   B. 海泉   C. 金津、玉液

    D. 聚泉   E. 涌泉

53. 在舌系带下中点处的穴位是（　　）。

    A. 金津、玉液   B. 海泉   C. 聚泉

    D. 涌泉   E. 曲泉

54. 穴位点最多的穴位是（　　）。

    A. 十宣   B. 八邪   C. 八风

    D. 夹脊   E. 四缝

55. 落枕穴位于手背，第2、3掌骨间的（　　）。

    A. 指掌关节后0.5寸   B. 指掌关节后1寸

    C. 指掌关节后1.5寸   D. 指掌关节后2寸

    E. 指掌关节后2.5寸

56. 治疗小儿疳积、百日咳，宜取（　　）。

    A. 足三里   B. 四缝   C. 合谷

    D. 曲池   E. 大椎

57. 四缝穴的位置在（　　）。

    A. 手1~5指间，指蹼缘后方赤白肉际处

    B. 手1~4指掌面，指间关节横纹中点处

    C. 手2~5指掌面，近侧指间关节横纹中点处

    D. 手1~4指掌面，近侧指间关节横纹中点处

    E. 手2~5指掌面，掌指关节横纹中点处

58. 下列说法**错误**的是（　　）。
     A. 十宣位于手十指尖端，距指甲 0.1 寸
     B. 十宣均可用三棱针点刺放血
     C. 十二井穴均位于指（趾）端，距甲角 0.1 寸
     D. 十二井穴均可用三棱针点刺放血
     E. 十二井穴均属五输穴

59. 位于腕掌侧远端横纹上 4 寸的穴位是（　　）。
     A. 间使　　　　　　　　B. 支沟　　　　　　　　C. 二白
     D. 四渎　　　　　　　　E. 三阳络

60. 下列穴位定位**错误**的是（　　）。
     A. 球后穴在眶下缘外 1/3 与内 2/3 交界处
     B. 聚泉穴在舌背正中缝的中点处
     C. 上迎香穴在鼻翼软骨与鼻甲的交界处，近鼻唇沟上端处
     D. 太阳穴在眉梢与目外眦之间，向后约一横指的凹陷处
     E. 翳明穴在翳风穴后 1 寸

61. 下列奇穴定位**不正确**的是（　　）。
     A. 翳明在翳风后 1 寸　　　　　B. 腰眼在腰阳关旁开约 3.5 寸
     C. 阑尾穴在足三里下 2 寸　　　D. 胆囊穴约在阳陵泉下 3 寸
     E. 定喘在大椎旁开 0.5 寸

62. 下列各穴**不位于**手指上的是（　　）。
     A. 小骨空　　　　　　　B. 二白　　　　　　　　C. 中魁
     D. 四缝　　　　　　　　E. 大骨空

63. 关于下列奇穴主治**不正确**的是（　　）。
     A. 八邪治烦热、目痛、手背肿痛、手指麻木等疾患
     B. 八风治趾痛、足跗疼痛、脚气等疾患
     C. 四缝治手指关节痛、手指麻木等疾患
     D. 十宣治昏迷、高热、中暑、癫痫、咽喉肿痛等疾患
     E. 二白治痔疮、脱肛、前臂痛等疾患

64. 位于手背的奇穴**不包括**（　　）。
     A. 腰痛点　　　　　　　B. 外劳宫　　　　　　　C. 中魁
     D. 八邪　　　　　　　　E. 四缝

65. 治疗昏迷，高热，宜取（　　）。
     A. 四缝　　　　　　　　B. 曲池　　　　　　　　C. 八邪
     D. 合谷　　　　　　　　E. 十宣

【A₂型题】

1. 患者，男，21 岁。近日右眼睑边缘生小硬结，红肿疼痛。治疗宜取（　　）。
     A. 球后　　　　　　　　B. 四神聪　　　　　　　C. 鱼腰

D. 四缝　　　　　　　　　　E. 耳尖

2. 患者，女，27 岁，近日两目红肿疼痛，眵多，畏光，流泪。治疗宜取（　　）。
　　A. 太阳　　　　　　　B. 四神聪　　　　　　C. 翳明
　　D. 颈百劳　　　　　　E. 聚泉

3. 患者经期小腹疼痛剧烈，拒按，经色紫黑，有血块。治疗宜取（　　）。
　　A. 痞根　　　　　　　B. 腰眼　　　　　　　C. 二白
　　D. 十七椎　　　　　　E. 百虫窝

4. 患者，女，57 岁，膝关节疼痛，髌骨下有摩擦感，上下楼梯或坐位起立时明显。活动后疼痛加重；出现晨僵。治疗宜取（　　）。
　　A. 足三里　　　　　　B. 百虫窝　　　　　　C. 内膝眼
　　D. 内踝尖　　　　　　E. 八风

5. 患者右上腹胆区绞痛，阵发性加剧。治疗宜取（　　）。
　　A. 足三里　　　　　　B. 胆囊穴　　　　　　C. 阑尾穴
　　D. 独阴　　　　　　　E. 八风

【B 型题】
　　A. 瞳孔直下，当眼球与眶下缘之间
　　B. 眶下缘外 1/4 与内 3/4 交界处
　　C. 瞳孔直下 1 寸，正当眶下孔部位
　　D. 目外眦角外侧约 0.5 寸处
　　E. 目内眦角上方 0.1 寸处

1. 承泣的定位是　答案：（　　）。
2. 球后的定位是　答案：（　　）。

　　A. 丝竹空　　　　　　B. 阳白　　　　　　　C. 睛明
　　D. 攒竹　　　　　　　E. 鱼腰

3. 位于眉中的穴位是　答案：（　　）。
4. 位于眉梢的穴位是　答案：（　　）。

　　A. 手的指蹼缘后　　　B. 足的趾蹼缘后　　　C. 手尺侧部
　　D. 手桡侧部　　　　　E. 足内侧

5. 八邪位于　答案：（　　）。
6. 八风位于　答案：（　　）。

　　A. 手的指蹼缘前　　　B. 足的趾蹼缘前　　　C. 手的十指尖端
　　D. 足的十趾尖端　　　E. 手的指蹼缘后

7. 十宣位于　答案：（　　）。
8. 气端位于　答案：（　　）。

A. 舌背正中缝的中点　　　B. 舌下系带中点处　　　C. 舌系带前的穴

D. 舌尖　　　E. 舌系带两旁的静脉上

9. 海泉位于　　答案：（　　　）。

10. 金津、玉液位于　　答案：（　　　）。

【X 型题】

1. 下列奇穴定位正确的是（　　　）。

    A. 子宫在中极旁开 2 寸

    B. 四神聪在百会前后左右各旁开 1 寸

    C. 阑尾穴在足三里下 2 寸

    D. 胆囊穴约在阳陵泉下 3 寸

    E. 定喘在大椎旁开 0.5 寸

2. 与十四经腧穴有重合的经外奇穴有（　　　）。

    A. 夹脊　　　B. 八邪　　　C. 四神聪

    D. 八风　　　E. 十宣

3. 经外奇穴中一个穴名包含多个穴位点的有（　　　）。

    A. 四神聪　　　B. 腰奇　　　C. 二白

    D. 夹脊　　　E. 腰痛点

4. 下列关于四缝穴的描述，正确的是（　　　）。

    A. 左右手共 4 穴　　　B. 奇穴　　　C. 主治小儿疳积

    D. 主治百日咳　　　E. 挑刺挤出少量黄白色透明黏液或出血

5. 位于头面部的奇穴有（　　　）。

    A. 太阳　　　B. 鱼腰　　　C. 百会

    D. 水沟　　　E. 球后

6. 下列关于鱼腰的描述，正确的是（　　　）。

    A. 以动物形象命名　　　B. 奇穴　　　C. 以体表标志定位

    D. 操作为直刺　　　E. 主治目疾

7. 夹脊穴中可以治疗四肢疾病的是（　　　）。

    A. 胸 1-5 夹脊　　　B. 胸 1-6 夹脊　　　C. 胸 6-12 夹脊

    D. 腰 1-5 夹脊　　　E. 胸 12-腰 5 夹脊

8. 位于上肢的奇穴有（　　　）。

    A. 二白　　　B. 腰痛点　　　C. 八邪

    D. 八风　　　E. 劳宫

9. 下列关于十宣的描述，正确的是（　　　）。

    A. 经穴　　　B. 奇穴　　　C. 共 10 个穴点

    D. 主治高热　　　E. 可点刺出血

10. 下列关于子宫穴的描述，正确的是（　　　）。

    A. 经穴

B. 奇穴

C. 脐中下 4 寸，前正中线旁开 3 寸

D. 脐中下 3 寸，前正中线旁开 3 寸

E. 主治妇科疾病

11. 下列关于金津、玉液的描述，正确的是（   ）。

A. 经穴　　　　　　　B. 舌下系带两侧的静脉上

C. 左为金津、右为玉液　　D. 右为金津、左为玉液

E. 操作为点刺出血

（二）名词解释

奇穴

（三）填空题

1. 迎香位于＿＿＿＿＿＿。上迎香位于＿＿＿＿＿＿＿。内迎香位于＿＿＿＿＿＿＿＿。

2. 四神聪在头部，当百会前后左右＿＿＿＿，共 4 个穴位。

3. 球后在眶下缘＿＿＿＿与＿＿＿＿交界处。

4. 在口腔内，当舌背正中缝的中点是＿＿＿＿，当舌下系带的中点是＿＿＿＿。

5. 在足上，＿＿＿穴是左右足各四个穴点，＿＿＿穴是左右足各五个穴点。

6. 在手上，＿＿＿＿穴和＿＿＿＿穴都是左右各四个穴点。

7. 外踝最凸起处是＿＿＿＿，内踝最凸起处是＿＿＿＿。

（四）简答题

1. 简述四神聪、中魁、十宣、八风穴的定位及主治。

2. 简述太阳、子宫、四缝穴的定位及主治。

（五）论述题

试举出三条经脉循行线上的常用奇穴名称、定位及主治。

（六）病案分析题

1. 患者，女，28 岁。主诉：今晨起床后感觉颈项强痛，活动受限，低头加重，项背部压痛明显者，头部歪向患侧，伴恶寒发热、头痛。经诊断后，拟疏经活络，调和气血。

请针对患者情况，结合拟定的治疗原则，写出针灸处方。要求：

（1）至少写出 5 个以上穴位，且来自至少 4 条不同的经脉（包括经穴和经外奇穴）。

（2）请写出所选穴位的归经和取穴方法。

（3）简述取穴依据。

2. 患者，男，72 岁。家人代诉，近半年来患者寡言少语，反应较迟钝，神情淡漠，记忆减退。自诉头晕耳鸣，腰酸腿软，查见：舌质红，苔薄白，脉沉细。经诊断后，拟醒脑调神，充髓益智，补益肝肾。

请针对患者情况，结合拟定的治疗原则，写出针灸处方。要求：

（1）至少写出 5 个以上穴位，且来自至少 4 条不同的经脉（包括经穴和经外奇穴）。

（2）请写出所选穴位的归经和取穴方法。

（3）简述取穴依据。

参考答案

（一）选择题

【A₁型题】

1. E 2. D 3. B 4. A 5. D 6. A 7. C 8. D 9. B 10. D 11. A 12. E 13. B
14. D 15. D 16. A 17. B 18. B 19. A 20. A 21. C 22. E 23. E 24. E 25. A
26. C 27. C 28. E 29. D 30. A 31. D 32. B 33. C 34. A 35. B 36. A 37. C
38. D 39. D 40. E 41. C 42. C 43. B 44. A 45. B 46. C 47. D 48. C 49. B
50. E 51. C 52. D 53. B 54. D 55. A 56. B 57. C 58. C 59. C 60. A 61. D
62. B 63. C 64. E 65. E

【A₂型题】

1. E 2. A 3. D 4. C 5. B

【B 型题】

1. A 2. B 3. E 4. A 5. A 6. B 7. C 8. D 9. B 10. E

【X 型题】

1. BCE 2. BDE 3. ACDE 4. BCDE 5. ABE 6. ABCE 7. AD 8. ABC
9. BCDE 10. BCE 11. BCE

（二）名词解释

奇穴：凡未归入经穴范围，而有具体的位置和名称的经验效穴，统称"经外奇穴"，简称"奇穴"。

（三）填空题

1. 面部，鼻翼外缘中点旁，鼻唇沟中
   面部，鼻翼软骨与鼻甲的交界处，近鼻唇沟上端处
   鼻孔内，鼻翼软骨与鼻甲交界的黏膜处

2. 各旁开 1 寸

3. 外 1/4　内 3/4

4. 聚泉　海泉

5. 八风　气端

6. 四缝　八邪

7. 外踝尖　内踝尖

（四）简答题

1. 简述四神聪、中魁、十宣、八风穴的定位及主治。

答：四神聪：位于百会穴前后左右各旁开 1 寸处。主治头痛、眩晕、失眠、健忘、癫痫等。

中魁：在手指，中指背面，近侧指间关节的中点处。主治牙痛、鼻出血、噎膈、翻胃、呕吐。

十宣：在手指，十指尖端，距指甲游离缘 0.1 寸（指寸），左右共 10 穴。主治昏迷、高热、晕厥、中暑、癫痫和咽喉肿痛。

八风：第 1~5 趾间，趾蹼缘后方赤白肉际处，左右共 8 穴。主治趾痛、毒蛇咬伤、足跗肿痛、脚气。

2. 简述太阳、子宫、四缝穴的定位及主治。

答：太阳：在头部，眉梢与目外眦之间，向后约一横指的凹陷处。主治头痛、齿痛、面痛、目疾。

子宫：在下腹部，脐中下 4 寸，前正中线旁开 3 寸。主治子宫脱垂、不孕、痛经、崩漏、月经不调。

四缝：在手指，第 2~5 指掌面的近侧指间关节横纹的中央，一手 4 穴。主治小儿疳积、百日咳。

（五）论述题

试举出三条经脉循行线上的常用奇穴名称、定位及主治。

答：胃脘下俞：在足太阳膀胱经的循行线上，第 8 胸椎棘突下旁开 1.5 寸。主治消渴、胰腺炎、胃痛、腹痛。

胆囊穴：在足少阳胆经的循行线上，腓骨小头直下 2 寸。主治急慢性胆囊炎、胆石症、胆道蛔虫症。

阑尾穴：在足阳明胃经的循行线上，髌韧带外侧凹陷下 5 寸，胫骨前嵴外一横指（中指）。主治急、慢性阑尾炎。

（六）病案分析题

1. 参考答案：

（1）选穴：天柱、阿是穴、外劳宫、后溪、悬钟、风池、列缺等。

（2）归经、定位（略，根据实际穴位确定）。

（3）取穴依据：天柱、阿是穴疏缓局部筋脉；外劳宫是治疗落枕的经验穴；后溪可疏调督脉、太阳经脉气血；悬钟疏调少阳经脉气血；风池疏风散寒，疏经通络。诸穴远近相配，共奏疏调颈部气血、缓急止痛之效；列缺为四总穴之一，擅治外感风寒引起的头项强痛。

2. 参考答案：

（1）选穴：百会、神庭、印堂、四神聪、内关、太溪、悬钟、太冲、肝俞、肾俞等。

（2）归经、定位（略，根据实际穴位确定）。

（3）取穴依据：督脉入属于脑，心主神明，百会、神庭、印堂可通督脉，调脑神；内关为心包经络穴，可醒脑开窍；四神聪为健脑益聪之效穴；脑为髓海，肾主骨生髓，取髓会悬钟、肾经原穴太溪，可充养髓海，健脑益智；肝经与督脉会于颠顶，太冲为肝经原穴，取之理气活血，补益肝肾。

第十七章　根结标本与气街四海 ▷▷▷▷

一、内容提要

1. 根结、标本理论主要论述了经络的纵向联系；气街、四海理论主要论述了经络的横向联系。

2. 根结、标本、气街、四海理论对指导针灸临床辨证选穴有着重要意义，扩大了腧穴的主治范围，使针灸选穴更全面，更具灵活性，对于提高针灸疗效，理解特定穴及临床选穴配伍，以及各种针刺方法的创新都有一定的指导意义。

二、重点难点解析

1. 根结理论说明了经气活动的上下两点之间的联系，"根"，是经气所起的根源处，为四肢末端的"井穴"；"结"，是经气所归的结聚处，在头面、胸、腹的一定部位和器官。强调以四肢末端为出发点，头、胸、腹为归结点，着重于经络之气循行的根源与归结。

2. 标本指经脉的本末，强调经气集中于四肢的本源部位为"本"，弥漫于头面和躯干的散布部位为"标"，以此阐明头面躯干与四肢之间经气运行的上下关系。

3. 根结和标本理论在意义上大体是一致的，都是强调经气其"源"在四肢，以此为"根"为"本"；而其"流"在头面躯干，以此为"结"为"标"，但标本的范围较根结为广。"根"专指井穴，"本"则扩及四肢肘膝以下的一定部位；"结"在头、胸、腹部，"标"更扩及背部的背俞。根结、标本理论补充说明了经气的流注运行状况，即经气循行的多样性和弥散作用，强调了人体四肢与头身的密切联系，进一步说明了经气的升降出入，上下内外的对应关系，表明了人体机能活动的复杂性。

4. 气街将人体自上而下分为头、胸、腹、胫四部，从而将各部所属的脏腑、器官、经穴紧密连为一体，使各部形成相对独立的功能系统。头气街以脑为中心，胸气街以心肺为中心，腹气街以肝、脾、肾及六腑为中心，脏腑气血通过气街而直达于外，灌注于诸经；诸经气血也可借气街直达于内，以养脏腑。气街是脏腑和诸经气血横向输注的捷径。

5. 脑为髓海，膻中为气海，胃为水谷之海，冲脉为血海。四海理论，强调了气、血、脑髓、水谷在人体的重要作用，指出了四海是全身精神、气血的化生、汇聚之处，是对十二经脉的依归，是对头、胸和上下腹功能的最大概括。

三、习题

（一）选择题

【A₁型题】

1. "根结"一词首见于（　　）。
    A.《博雅》　　　　　　　B.《素问》　　　　　　C.《太素》
    D《针灸甲乙经》　　　　E.《灵枢》

2. 足少阳结于（　　）。
    A. 窍阴　　　　　　　　B. 太仓　　　　　　　　C. 窗笼
    D. 至阴　　　　　　　　E. 玉英

3. 太阳之结"命门"是指（　　）。
    A. 肾　　　　　　　　　B. 穴位　　　　　　　　C. 耳
    D. 目　　　　　　　　　E. 腰部

4. "根"的部位均为（　　）。
    A. 经穴　　　　　　　　B. 井穴　　　　　　　　C. 荥穴
    D. 输穴　　　　　　　　E. 原穴

5. 太阴之结"太仓"是指（　　）。
    A. 胃　　　　　　　　　B. 脾　　　　　　　　　C. 中焦
    D. 太白　　　　　　　　E. 肺

6. 足厥阴之标在（　　）。
    A. 舌本　　　　　　　　B. 舌下两脉　　　　　　C. 耳中
    D. 背俞　　　　　　　　E. 命门

7. 足少阳标部之相应穴是（　　）。
    A. 听宫　　　　　　　　B. 听会　　　　　　　　C. 耳门
    D. 上关　　　　　　　　E. 完骨

8. 手三阳之标部都在（　　）。
    A. 胸部　　　　　　　　B. 背俞　　　　　　　　C. 颈部
    D. 头面　　　　　　　　E. 鼻咽部

9. 足阳明之本在（　　）。
    A. 窍阴　　　　　　　　B. 跗阳　　　　　　　　C. 中封
    D. 至阴　　　　　　　　E. 厉兑

10. 经脉标本的具体内容见于（　　）。
    A.《灵枢·根结》　　　B.《灵枢·本输》　　　C.《灵枢·卫气》
    D.《灵枢·经脉》　　　E.《灵枢·标本》

11. "四街者，气之径路也"载于（　　）。
    A.《灵枢·经筋》　　　B.《灵枢·本输》　　　C.《灵枢·卫气》

D.《灵枢·经别》　　　　E.《灵枢·动输》

12. 足三阴通于（　　）。
A. 腹气街　　　　　　B. 胫气街　　　　　　C. 胸气街
D. 头气街　　　　　　E. 背气街

13.《内经》中狭义的"气街"是指（　　）。
A. 冲门穴　　　　　　B. 太冲穴　　　　　　C. 承山穴
D. 气冲穴　　　　　　E. 冲脉

14. 胸气街止之（　　）。
A. 胸　　　　　　　　B. 背俞　　　　　　　C. 腹
D. 膺　　　　　　　　E. 膺与背俞

15. 提出"脏腑腹背，气相通应"的医家是（　　）。
A. 孙思邈　　　　　　B. 滑伯仁　　　　　　C. 皇甫谧
D. 杨上善　　　　　　E. 王惟一

16. 血海是指（　　）。
A. 冲脉　　　　　　　B. 胞中　　　　　　　C. 膻中
D. 肺中　　　　　　　E. 大杼

17. 与胸气街相通的是（　　）。
A. 胃　　　　　　　　B. 冲脉　　　　　　　C. 脑
D. 膻中　　　　　　　E. 气冲

18. 气海之上输穴是（　　）。
A. 大杼　　　　　　　B. 大陵　　　　　　　C. 人迎
D. 百会　　　　　　　E. 大椎

19. 髓海之下输穴是（　　）。
A. 哑门　　　　　　　B. 中府　　　　　　　C. 风门
D. 风府　　　　　　　E. 大椎

20. "凡此四海者……得顺者生，得逆者败；知调者利，不知调者害。"载于（　　）。
A.《灵枢·根结》　　B.《灵枢·本输》　　C.《灵枢·卫气》
D.《灵枢·海论》　　E.《灵枢·营气》

21. "水谷之海有余"则（　　）。
A. 腹痛　　　　　　　B. 腹泻　　　　　　　C. 腹胀
D. 腹满　　　　　　　E. 多食

22. "髓海"所输注腧穴主治（　　）。
A. 面瘫　　　　　　　B. 面痛　　　　　　　C. 口眼歪斜
D. 面瞤　　　　　　　E. 脑转

23. "膻中"是指（　　）。
A. 胸中　　　　　　　B. 心中　　　　　　　C. 肺中
D. 上焦　　　　　　　E. 心肺

24. "既能治疗局部病，又能治疗相关内脏的疾病"的穴位属于（　　　）。

　　A. 根部　　　　　　　　B. 本部　　　　　　　　C. 结部

　　D. 标　　　　　　　　E. 气街部位

25. 胸背部标部腧穴的代表是（　　　）。

　　A. 俞募穴　　　　　　　B. 任督经穴　　　　　　C. 脾经穴

　　D. 胃经穴　　　　　　　E. 肾经穴

26. 经气弥漫的散布部位是（　　　）。

　　A. 结　　　　　　　　　B. 标　　　　　　　　　C. 气街

　　D. 本　　　　　　　　　E. 根

27. "窗笼"是指（　　　）。

　　A. 耳　　　　　　　　　B. 耳聋　　　　　　　　C. 目

　　D. 钳耳　　　　　　　　E. 鼻咽

28. 手少阳所"注"腧穴是（　　　）。

　　A. 合穴　　　　　　　　B. 经穴　　　　　　　　C. 井穴

　　D. 原穴　　　　　　　　E. 络穴

29. 气海之下输穴是（　　　）。

　　A. 哑门　　　　　　　　B. 扶突　　　　　　　　C. 人迎

　　D. 风府　　　　　　　　E. 大椎

30. "主润宗筋"的是（　　　）。

　　A. 气海　　　　　　　　B. 血海　　　　　　　　C. 水谷之海

　　D. 髓海　　　　　　　　E. 肝

31. 全身精神、气血的化生和汇聚之处是（　　　）。

　　A. 胃　　　　　　　　　B. 脑　　　　　　　　　C. 心

　　D. 四海　　　　　　　　E. 气街

32. 足少阴本部在（　　　）。

　　A. 内踝上 1 寸　　　　　B. 内踝上 2 寸　　　　　C. 内踝上 3 寸

　　D. 内踝上 4 寸　　　　　E. 内踝上 5 寸

33. 《四总穴歌》中的腧穴属于（　　　）。

　　A. 根部　　　　　　　　B. 结部　　　　　　　　C. 标部

　　D. 本部　　　　　　　　E. 气街

34. 气街理论从部位上联系（　　　）。

　　A. 标，结　　　　　　　B. 本，根　　　　　　　C. 标，本

　　D. 根，结　　　　　　　E. 标，根

35. 强调经气汇通的共同通路的是（　　　）理论。

　　A. 标本　　　　　　　　B. 根结　　　　　　　　C. 奇经八脉

　　D. 四海　　　　　　　　E. 气街

36. 四海**不包括**（　　　）。

A. 气海   B. 血海   C. 水谷之海

D. 髓海   E. 十二经之海

37. 腹气街**不以**下列哪些脏腑为中心（   ）。

A. 六腑   B. 心   C. 肝

D. 脾   E. 肾

38. 足三阳之标部都在（   ）。

A. 胸部   B. 腹部   C. 背俞

D. 头面   E. 下肢

39. "结"和"标"**不位于**（   ）。

A. 四肢   B. 胸   C. 背

D. 头   E. 腹

40. 血海所输注腧穴是（   ）。

A. 大椎，人迎   B. 大杼，上、下巨虚   C. 气冲，足三里

D. 百会，风府   E. 大杼，足三里

41. 下列不属"本"部相应穴的是（   ）。

A. 交信   B. 至阴   C. 养老

D. 中渚   E. 神门

42. 头针、耳针、眼针、鼻针、面针等疗法是在（   ）理论启发下发展起来的。

A. 标本   B. 根结   C. 四根三结

D. 四海   E. 气街

43. 下列不属于"结"的部位是（   ）。

A. 目   B. 胃   C. 耳

D. 脾   E. 舌下

44. 下列属经脉所"根"之处的是（   ）。

A. 中封   B. 中渚   C. 隐白

D. 大都   E. 内关

45. 与腹气街和胫气街相通的是（   ）。

A. 髓海   B. 气海   C. 水谷之海

D. 血海   E. 脑海

【A₂型题】

1. 患者张某，女，33岁。三天前无明显诱因出现持续性耳鸣，呈尖锐声，甚则头痛，休息后稍缓解，舌淡苔薄白，脉细。根据根结理论，针刺治疗宜选用（   ）。

A. 中渚配支沟   B. 百会配风府   C. 百会配风池

D. 瞳子髎配足窍阴   E. 丘墟配光明

2. 患者王某，男，27岁，一天前与人争吵后出现双目胀痛，伴头痛，纳寐欠佳，舌红苔黄，脉弦。根据标本理论，针刺治疗宜选用（   ）。

A. 至阴配扶突　　　　　B. 百会配风府　　　　　C. 百会配风池

D. 足窍阴配听会　　　　E. 睛明配光明

3. 患者女，28岁，两天前加班伏案工作后出现头晕，无伴视物旋转，休息后稍缓解，舌淡红苔薄白，脉细。根据气街理论，针刺治疗宜选用（　　　）。

A. 神门、支正　　　　　B. 风池、风门　　　　　C. 百会、风池

D. 至阴、睛明　　　　　E. 中渚、丝竹空

【B型题】

A. 天窗、支沟　　　　　B. 天牖、外关　　　　　C. 天牖、偏历

D. 天容、外关　　　　　E 天窗、支正

1. 手太阳入于　　答案：（　　　）。

2. 手少阳入于　　答案：（　　　）。

A. 足窍阴　　　　　　　B. 至阴　　　　　　　　C. 窗笼

D. 廉泉　　　　　　　　E. 涌泉

3. 足少阳根于　　答案：（　　　）。

4. 足少阳结于　　答案：（　　　）。

A. 丘墟　　　　　　　　B. 阳谷　　　　　　　　C. 阳池

D. 京骨　　　　　　　　E. 冲阳

5. 足太阳溜于　　答案：（　　　）。

6. 足阳明溜于　　答案：（　　　）。

A. 根　　　　　　　　　B. 溜　　　　　　　　　C. 注

D. 入　　　　　　　　　E. 合

7. 经气所灌注之处为　　答案：（　　　）。

8. 经气所流经之处为　　答案：（　　　）。

A. 标　　　　　　　　　B. 本　　　　　　　　　C. 根

D. 结　　　　　　　　　E. 溜

9. 经气集中于四肢部位为　　答案：（　　　）。

10. 经气扩散于头面和躯干一定部位为　　答案：（　　　）。

A. 肝俞、廉泉　　　　　B. 脾俞、廉泉　　　　　C. 肾俞、廉泉

D. 脾俞　　　　　　　　E. 胃俞、廉泉

11. 足太阴标部相应腧穴是　　答案：（　　　）。

12. 足少阴标部相应腧穴是　　答案：（　　　）。

A. 两筋之间   B. 寸口之前   C. 腋内动脉

D. 寸口之中   E. 腋下三寸

13. 手太阴之本在   答案：（   ）。

14. 手太阴之标在   答案：（   ）。

A. 冲脉与背俞   B. 背俞   C. 腹部脏腑

D. 膺与背俞   E. 胸部

15. 胸之气街止之于   答案：（   ）。

16. 腹之气街止之于   答案：（   ）。

A. 上巨虚   B. 气冲   C. 足三里

D. 下巨虚   E. 人迎

17. 水谷之海其输上在   答案：（   ）。

18. 水谷之海其输下出   答案：（   ）。

A. 人迎   B. 风府   C. 扶突

D. 天窗   E. 承浆

19. 气海之下输穴为   答案：（   ）。

20. 足阳明标部之相应穴为   答案：（   ）。

A. 根   B. 本   C. 结

D. 标   E. 气海

21. 井穴为   答案：（   ）。

22. 四肢肘膝以下的一定部位为   答案：（   ）。

A. 杨上善   B. 皇甫谧   C. 高武

D. 窦默   E. 杨继洲

23. 提出"四根三结"的医家是   答案：（   ）。

24. 提出"廉泉……舌本下"的医家是   答案：（   ）。

A. 井穴   B. 荥穴   C. 原穴或经穴

D. 八会穴   E. 奇穴

25. 经气所起的根源处是   答案：（   ）。

26. 经气所流经之处多是   答案：（   ）。

A. 俞募配穴法   B. 左右配穴法   C. 原络配穴法

D. 表里配穴法   E. 上下配穴法

27. 以标本理论为依据的是　　答案：（　　）。
28. 以气街理论为依据的是　　答案：（　　）。

    A. 人迎、大椎　　　　　　B. 百会、风府　　　　　　C. 三里、气冲
    D. 人迎、大杼　　　　　　E. 百会、风门

29. 髓海有余应泻　　答案：（　　）。
30. 水谷之海不足应补　　答案：（　　）。

    A. 井穴　　　　　　　　　B. 颈部各阳经穴，下部的络穴
    C. 输穴　　　　　　　　　D. 经穴或原穴　　　　　　E. 经穴或合穴

31. 经气所灌注之处　　答案：（　　）。
32. 经气所进入之处　　答案：（　　）。

【X 型题】

1. 下列属于四海的是（　　）。
    A. 髓海　　　　　　　　　B. 血海　　　　　　　　　C. 水谷之海
    D. 气海　　　　　　　　　E. 阳脉之海

2. 关于经络纵横关系理论，经络的"结"主要分布在（　　）。
    A. 四肢　　　　　　　　　B. 头面　　　　　　　　　C. 胸部
    D. 腹部　　　　　　　　　E. 背部

3. 下列符合根结理论临床运用的是（　　）。
    A. 少商治疗咽喉肿痛、咳嗽气喘等证
    B. 少泽治乳少
    C. 大敦治疝气
    D. 商阳配迎香，主治齿痛颈肿
    E. 隐白配大包，主治崩漏癫狂

4. 经脉的标本指的是（　　）。
    A. 经脉上下相互关联的关系　B. 十二经脉的起始　　　C. 经脉的本末关系
    D. 十二经脉的归结　　　　E. 经气在胸腹部的汇聚

5. 经络的"标"主要分布于（　　）。
    A. 头面部　　　　　　　　B. 躯干　　　　　　　　　C. 上肢
    D. 下肢　　　　　　　　　E. 手足

6. 下列属于本部腧穴的是（　　）。
    A. 原穴　　　　　　　　　B. 十二经的络穴　　　　　C. 郄穴
    D. 八脉交会穴　　　　　　E. 下合穴

7. 下列属于足三阳经本部相应腧穴的是（　　）。
    A. 跗阳　　　　　　　　　B. 三阴交　　　　　　　　C. 中渚
    D. 足窍阴　　　　　　　　E. 厉兑

8. 下列属于足三阴经本部相应腧穴的是（　　　）。

    A. 跗阳　　　　　　　　　B. 三阴交　　　　　　　C. 交信

    D. 太渊　　　　　　　　　E. 中封

9. 下列属于标部腧穴应用的是（　　　）。

    A. 神庭穴治疗四肢瘫痪　　　B. 浮白穴治疗腿足痿软

    C. 曲池治手臂挛痛　　　　　D. 风府医治腿脚疾患

    E. 魂门治疗四肢筋骨拘挛疼痛

10. 气街分布在（　　　）。

    A. 头　　　　　　　　　　B. 胸　　　　　　　　　C. 腹

    D. 胫　　　　　　　　　　E. 手

11. 下列属于气街理论意义的是（　　　）。

    A. 说明十二经之间气血循行流注交接的整体关系

    B. 进一步阐明了人体内经气运行的另一重要形式

    C. 反映经络系统在人体头、胸、腹、胫循行分布中相互交通的关系

    D. 说明经络的横向联系

    E. 体现经络在人体各部联系形式的多样性

12. 腹气街的中心是（　　　）。

    A. 脑　　　　　　　　　　B. 心肺　　　　　　　　C. 肝、脾、肾

    D. 六腑　　　　　　　　　E. 任脉

13. 下列属于依据气街理论取穴或配穴的是（　　　）。

    A. 俞募配穴法　　　　　　B. 前后配穴法　　　　　C. 近部取穴法

    D. 原络配穴法　　　　　　E. 同名经配穴法

14. 根据四海与气街具有其一致性，与冲脉相通的气街是（　　　）。

    A. 头气街　　　　　　　　B. 胸气街　　　　　　　C. 腹气街

    D. 胫气街　　　　　　　　E. 足气街

（二）名词解释

1. 四根三结

2. 气街

3. 四海

4. 根结

5. 标本

（三）填空题

1. "根结"一词首见于《＿＿＿＿＿＿＿》。

2. 元代＿＿＿＿＿在《＿＿＿＿＿＿》中有了"四根三结"的概括提法。

3. 《外台秘要》取浮白穴治疗腿足痿软是标本根结理论中＿＿＿＿部腧穴的具体

应用。

4. 《席弘赋》：治目疾，睛明配光明是_____、_____部腧穴的具体应用。

5. 腹之气街，分布于_____脏腑与_____部腧穴及脐旁_____之间。

6. 在胸背部标部的腧穴，以_____穴为代表。

7. 《灵枢·海论》："凡此四海者，……得____者____，得____者____；知____者____，不知____者____。"

8. 手太阳根于_____，溜于_____，注于_____，入于_____、_____。

（四）简答题

1. 根据《灵枢·根结》记载，写出根结的具体内容。
2. 写出足三阳经"根、溜、注、入"各穴名。

（五）论述题

试述四海、气街与三焦的关系。

参考答案

（一）选择题

【A₁型题】

1. E　2. C　3. D　4. B　5. A　6. D　7. B　8. D　9. E　10. C　11. E　12. A　13. D
14. E　15. B　16. A　17. D　18. E　19. D　20. D　21. D　22. E　23. A　24. E　25. A
26. B　27. A　28. B　29. C　30. C　31. D　32. B　33. D　34. A　35. E　36. E　37. B
38. D　39. A　40. B　41. B　42. E　43. D　44. C　45. D

【A₂型题】

1. D　2. E　3. C

【B型题】

1. E　2. B　3. A　4. C　5. D　6. E　7. C　8. B　9. B　10. A　11. B　12. C　13. D
14. C　15. D　16. A　17. B　18. C　19. A　20. A　21. A　22. B　23. D　24. B　25. A
26. C　27. E　28. A　29. B　30. C　31. E　32. B

【X型题】

1. ABCD　2. BCD　3. ABCDE　4. AC　5. AB　6. ABCDE　7. ADE　8. BCE　9. ABDE
10. ABCD　11. CDE　12. CD　13. ABC　14. CD

（二）名词解释

1. 四根三结：十二经脉都是以四肢井穴为根，合称"四根"；以头、胸、腹三部为结，合称"三结"。

2. 气街：是经气汇聚、纵横通行的共同通路。包括头气街、胸气街、腹气街、胫气街。

3. 四海：是人体营卫气血产生、分化和汇聚的四个重要的部位。髓海、气海、水谷之海、血海的总称。

4. 根结："根"和"结"是指十二经脉之气起始和归结的部位。根，是经气所起的根源处，为四肢末端的井穴。结，是经气结聚之处，在头面、胸、腹的一定部位或器官。

5. 标本："标"和"本"是指十二经脉之气集中和弥散的部位。标，如树枝之细梢，指经气弥漫的散布部位，在头面躯干部。本，如树之主干，是经气集中的本部，在四肢部。

（三）填空题

1. 灵枢·根结
2. 窦汉卿　标幽赋
3. 标
4. 标　本
5. 腹部　背腰　冲脉
6. 俞募
7. 顺　生　逆　败　调　利　调　害
8. 少泽　阳谷　小海　支正　天窗

（四）简答题

1. 根据《灵枢·根结》记载，写出根结的具体内容。

答：《灵枢·根结》载："太阳根于至阴，结于命门，命门者目也；阳明根于厉兑，结于颡大，颡大者钳耳也；少阳根于窍阴，结于窗笼，窗笼者耳中也；太阴根于隐白，结于太仓；少阴根于涌泉，结于廉泉；厥阴根于大敦，结于玉英，络于膻中。"

2. 写出足三阳经"根、溜、注、入"各穴名。

答：足太阳根于至阴，溜于京骨，注于昆仑，入于天柱、飞扬；足少阳根于窍阴，溜于丘墟，注于阳辅，入于天容、光明；足阳明根于厉兑，溜于冲阳，注于下陵（三里），入于人迎、丰隆。

（五）论述题

试述四海、气街与三焦的关系。

答：四海与气街具有其一致性。从位置上讲，脑为髓海，与头气街相通；膻中为气海，与胸气街相通；胃为水谷之海，与腹气街相通；冲脉为血海，与腹气街和胫气街相通。可以说四海与气街着重于经络气血横向的联系与汇通。

四海、气街与三焦的划分也有其相通之处，四海位于头、胸、腹；气街以头、胸、腹、胫划分；而三焦是就胸、腹来分。气海——胸气街，从三焦来说属上焦，其部位为胸部；从三焦来说中下两焦，均在腹部，乃水谷之海、血海所在，通腹气街。腹气街分为上腹气街和下腹气街，以与水谷之海、血海及中焦、下焦相配合。四海、气街与三焦，三者结合起来更易理解经络腧穴与脏腑的关系。

模拟试卷一 ▷▷▷▷

一、选择题（共 70 分）

（一） A₁ 型题 （每题 1 分，共 35 分）

1. 我国第一个针灸铜人铸造于（　　）。
   A. 唐代　　　　　　　　　B. 宋代　　　　　　　　C. 元代
   D. 明代　　　　　　　　　E. 清代

2. "经外奇穴" 是指（　　）。
   A. 经脉以外的穴位
   B. 经穴以外的穴位
   C. 十二经穴以外有定名、定位的穴位
   D. 十四经穴以外的穴位
   E. 经穴以外有定名、定位的穴位

3. 入耳中的经脉是（　　）。
   A. 足阳明胃经、足太阳膀胱经、足少阳胆经
   B. 任脉、督脉
   C. 手阳明大肠经、手太阳小肠经、手少阳三焦经
   D. 手太阳小肠经、手少阳三焦经、足少阳胆经
   E. 手阳明大肠经、手少阳三焦经、足少阳胆经

4. 四神聪穴位于（　　）。
   A. 百会前、后、左、右各旁开 1.3 寸
   B. 百会前、后、左、右各旁开 1.5 寸
   C. 百会前、后、左、右各旁开 0.5 寸
   D. 百会前、后、左、右各旁开 1.0 寸
   E. 百会前、后、左、右各旁开 2.0 寸

5. 属于胆经的腧穴是（　　）。
   A. 列缺　　　　　　　　　B. 外关　　　　　　　　C. 通里
   D. 光明　　　　　　　　　E. 冲阳

6. 夹脊穴的定位方法是（　　）。
   A. 第一胸椎至第四骶椎各椎棘突下旁开 0.5 寸

B. 第一胸椎至第五腰椎各椎棘突下旁开 0.5 寸

C. 第一胸椎至第十二胸椎各椎棘突下旁开 0.5 寸

D. 第七颈椎至第十二胸椎各椎棘突下旁开 0.5 寸

E. 第一颈椎至第五腰椎各椎棘突下旁开 0.5 寸

7. **不宜**直刺的是（   ）。

    A. 侠白   B. 鱼际   C. 尺泽

    D. 太渊   E. 中府

8. 在经络系统中，具有离、入、出、合循环特点的是（   ）。

    A. 奇经八脉   B. 十二经别   C. 十二经筋

    D. 十二皮部   E. 十五络脉

9. "阴脉之海"是指（   ）。

    A. 带脉   B. 任脉   C. 冲脉

    D. 阴跷脉   E. 阴维脉

10. 足太阴脾经的郄穴是（   ）。

    A. 地机   B. 血海   C. 阴陵泉

    D. 商丘   E. 漏谷

11. 下列俞募配穴中**错误**的是（   ）。

    A. 中脘、胃俞   B. 关元、小肠俞   C. 中府、肺俞

    D. 期门、膈俞   E. 京门、肾俞

12. 下列经脉连系目系的是（   ）。

    A. 足厥阴肝经，足阳明胃经   B. 足少阳胆经、足阳明胃经

    C. 足太阳膀胱经、任脉   D. 足厥阴肝经、手少阴心经

    E. 足少阴肾经、手少阴心经

13. 下列经脉中，循行中**不**与胃联系的经脉是（   ）。

    A. 足太阴脾经   B. 手太阳小肠经   C. 足厥阴肝经

    D. 足少阳胆经   E. 手太阴肺经

14. 足厥阴肝经与足太阴脾经循行交叉，变换前中位置是在（   ）。

    A. 外踝上 8 寸处   B. 内踝上 2 寸处   C. 内踝上 5 寸处

    D. 内踝上 3 寸处   E. 内踝上 8 寸处

15. 足太阴脾经在腹部和胸部分别旁开正中线（   ）寸和（   ）寸。

    A. 0.5，2   B. 1，2   C. 2，4

    D. 4，6   E. 1.5，3

16. 蠡沟穴的正确位置是（   ）。

    A. 内踝上 5 寸，胫骨内侧面的前缘

    B. 内踝上 5 寸，胫骨内侧面的中央

    C. 内踝上 5 寸，胫骨内侧面的后缘

    D. 内踝上 5 寸，胫骨内侧面后缘后 0.5 寸

E. 内踝上 7 寸，胫骨内侧面的中央

17. 前正中线旁开 4 寸，平第 7 肋间隙的穴位是（　　）。

    A. 期门　　　　　　　　　B. 日月　　　　　　　　　C. 膻中

    D. 大包　　　　　　　　　E. 京门

18. **不属**于八会穴的穴位是（　　）。

    A. 太渊　　　　　　　　　B. 期门　　　　　　　　　C. 膈俞

    D. 膻中　　　　　　　　　E. 绝骨

19. 大肠的下合穴是（　　）。

    A. 委中　　　　　　　　　B. 大肠俞　　　　　　　　C. 足三里

    D. 上巨虚　　　　　　　　E. 下巨虚

20. 环跳穴位于股骨大转子与（　　）。

    A. 骶角连线的外 2/3 与内 1/3 交界处

    B. 骶角连线的外 1/3 与内 2/3 交界处

    C. 尾骨连线的中点

    D. 骶管裂孔连线的外 2/3 与内 1/3 交界处。

    E. 骶管裂孔连线的外 1/3 与内 2/3 交界处

21. 奇经八脉中既称"血海"又称"经脉之海"的是（　　）。

    A. 冲脉　　　　　　　　　B. 任脉　　　　　　　　　C. 督脉

    D. 带脉　　　　　　　　　E. 维脉

22. 循行于上肢外侧中线的经脉是（　　）。

    A. 手少阴心经　　　　　　B. 手厥阴心包经　　　　　C. 手太阳小肠经

    D. 手少阳三焦经　　　　　E. 手太阴肺经

23. 在前臂掌侧，当曲泽与大陵的连线上，腕横纹上 3 寸，掌长肌腱与桡侧腕屈肌腱之间的腧穴是（　　）。

    A. 孔最　　　　　　　　　B. 内关　　　　　　　　　C. 灵道

    D. 间使　　　　　　　　　E. 郄门

24. 以"手足、阴阳、脏腑"命名的是（　　）。

    A. 十二经脉　　　　　　　B. 十五络脉　　　　　　　C. 十二经别

    D. 奇经八脉　　　　　　　E. 十二经筋

25. 现存最早的经络文献（　　）。

    A.《灵枢》《素问》　　　　B.《内经》《难经》　　　　C.《针灸甲乙经》

    D.《脉书》　　　　　　　E.《脉经》

26. 与神阙穴相平的穴位是（　　）。

    A. 外陵　　　　　　　　　B. 大巨　　　　　　　　　C. 大横

    D. 腹哀　　　　　　　　　E. 日月

27. 下面的骨度分寸**错误**的是（　　）。

    A. 前发际至后发际 12 寸

    B. 两乳头之间 8 寸

    C. 腘横纹至外踝尖 13 寸

    D. 两肩胛骨内侧缘之间 6 寸

    E. 天突至歧骨（胸剑联合）9 寸

28. 手阳明主（　　）。

    A. 津所生病　　　　　　B. 骨所生病　　　　　　C. 气所生病

    D. 脉所生病　　　　　　E. 液所生病

29. 分布于胸腹部第一侧线的经脉是（　　）。

    A. 胆经　　　　　　　　B. 膀胱经　　　　　　　C. 肾经

    D. 脾经　　　　　　　　E. 胃经

30. 同名经的衔接部位是（　　）。

    A. 胸　　　　　　　　　B. 腹　　　　　　　　　C. 手足

    D. 头面　　　　　　　　E. 背部

31. 在头、足部有同名的穴位是（　　）。

    A. 阳关　　　　　　　　B. 三里　　　　　　　　C. 通谷

    D. 五里　　　　　　　　E. 临泣

32. 在鼻旁衔接的经脉是（　　）。

    A. 一对表里经　　　　　B. 一对同名阳经　　　　C. 一对同名阴经

    D. 一阴一阳经　　　　　E. 两条阴经

33. 五输穴位于（　　）。

    A. 指趾端　　　　　　　B. 腕踝关节附近　　　　C. 肘膝关节附近及以下

    D. 肘膝关节以上　　　　E. 肘膝关节附近

34. 心包经腧穴一般不主治的病候是（　　）。

    A. 心痛　　　　　　　　B. 胃痛　　　　　　　　C. 腰痛

    D. 心悸　　　　　　　　E. 癫狂

35. **不属**于手太阴的腧穴是（　　）。

    A. 鱼际　　　　　　　　B. 侠白　　　　　　　　C. 阳白

    D. 少商　　　　　　　　E. 云门

（二）A₂ 型题 （每题1分，共5分）

1. 患者，男，60 岁，近日少腹肿胀疼痛，痛引睾丸。治疗宜取（　　）。

    A. 合谷　　　　　　　　B. 后溪　　　　　　　　C. 大敦

    D. 足三里　　　　　　　E. 天枢

2. 患者外感风寒，咽喉红肿疼痛，吞咽困难，咽干，咳嗽。治疗宜取（　　）。

    A. 合谷　　　　　　　　B. 内庭　　　　　　　　C. 太溪

    D. 手三里　　　　　　　E. 廉泉

3. 患者结肠手术后，出现腹部饱胀不适、嗳气、隐痛和恶心。治疗宜取（　　）。

A. 丰隆   B. 中极   C. 合谷

D. 曲池   E. 足三里

4. 患者咽干微肿，疼痛，午后和入夜尤甚，手足心热。舌红，少苔，脉细数。治疗宜取（   ）。

A. 太溪   B. 内庭   C. 合谷

D. 外关   E. 百会

5. 患者，男51岁，尿滴沥不尽，腰膝酸软，头晕耳鸣，性功能障碍。舌淡，苔薄白，脉细弱。治疗宜取（   ）。

A. 百会   B. 大椎   C. 至阳

D. 命门   E. 水沟

（三） B型题 （每题1分，共20分）

A. 阳陵泉   B. 髓会   C. 中脘

D. 章门   E. 膻中

1. 八会穴中，筋会为   答案：（   ）。

2. 八会穴中，腑会为   答案：（   ）。

A. 络穴   B. 荥穴   C. 经穴

D. 合穴   E. 井穴

3. 曲泉是肝经的   答案：（   ）。

4. 中封是肝经的   答案：（   ）。

A. 是主骨所生病者   B. 是主气所生病者   C. 是主肺所生病者

D. 是主肝所生病者   E. 是主血所生病者

5. 属于胆经病候的是   答案：（   ）。

6. 属于肝经病候的是   答案：（   ）。

A. 手阳明大肠经   B. 手太阳小肠经   C. 足太阴脾经

D. 手太阴肺经   E. 足阳明胃经

7. 被帛书称为"肩脉"的是   答案：（   ）。

8. 经脉循行"出肘内侧两骨之间"的是   答案：（   ）。

A. 合谷   B. 腕骨   C. 后溪

D. 尺泽   E. 鱼际

9. 五输穴中的输穴是   答案：（   ）。

10. 八脉交会穴是   答案：（   ）。

A. "上入两筋之中，循臂上廉，入肘外廉"

B. "去腕两寸，外绕臂，注胸中，合心主"

C. "去腕两寸，出于两筋之间……络心系"

D. "循手表腕，出臂外两骨之间，上贯肘"

E. "下臂，行两筋之间，入掌中"

11. 手少阳经脉的循行是　　答案：（　　）。

12. 手厥阴经脉的循行是　　答案：（　　）。

A. 太渊　　　　　　　　B. 合谷　　　　　　　　C. 后溪

D. 内关　　　　　　　　E. 阳池

13. 既是络穴，又是八脉交会穴的腧穴是　答案：（　　）。

14. 既是原穴，又是八会穴的腧穴是　　答案：（　　）。

A. 阳白　　　　　　　　B. 瞳子髎　　　　　　　C. 丝竹空

D. 本神　　　　　　　　E. 头临泣

15. 在瞳孔直上，眉上 1 寸是　　答案：（　　）。

16. 在目外眦旁的穴是　　　答案：（　　）。

A. 归属于十四经脉　　　B. 主治病症较多　　　　C. 以痛为输

D. 是经验效穴　　　　　E. 是腧穴的主要组成部分

17. 以上选项中，属于奇穴特性的是　　答案：（　　）。

18. 以上选项中，属于阿是穴特性的是　答案：（　　）。

A. 《黄帝内经》　　　　B. 《灵枢》　　　　　　C. 《素问》

D. 《难经》　　　　　　E. 《针灸大成》

19. 其成书标志着针灸理论的形成　　答案：（　　）。

20.《内经》中最详尽记载经络的书为　答案：（　　）。

（四）X 型题 （每题2分，共10分）

1. 联系到目系的经脉有（　　）。

A. 脾经　　　　　　　　B. 心经　　　　　　　　C. 肾经

D. 肝经　　　　　　　　E. 胆经

2. 到达舌本的经络有（　　）。

A. 足少阴经脉　　　　　B. 手少阴络脉　　　　　C. 足太阴经脉

D. 足厥阴经脉　　　　　E. 足阳明经脉

3. 下列属于原穴的是（　　）。

A. 太白　　　　　　　　B. 太冲　　　　　　　　C. 太溪

D. 太渊   E. 太乙

4. 位于正中的募穴有（　　）。

  A. 中府   B. 中脘   C. 中极

  D. 关元   E. 膏肓

5. 位于外踝上 7 寸的穴位有（　　）。

  A. 下巨虚   B. 飞扬   C. 阳交

  D. 外丘   E. 光明

二、名词解释（每题 1 分，共 5 分）

1. 一源三歧
2. 经络
3. 郄穴
4. 拇指同身寸
5. 肺系

三、简答题（共 10 分）

1. 请写出《灵枢·经脉》中足太阳膀胱经循行原文。
2. 试述十二经脉在四肢部的分布规律。

四、论述题（5 分）

为什么说督脉为"阳脉之海"？

五、病案分析题（10 分）

患儿，男，8 岁。家长代诉：患儿睡中经常遗尿，平时精神状态差，神疲乏力，面色苍白，四肢凉怕冷，查见：舌淡，苔薄，脉细。经诊断后，拟调理膀胱，温肾健脾益气。

请针对患者情况，结合拟定的治疗原则，写出针灸处方。要求：

（1）至少写出 5 个以上穴位，且来自至少 4 条不同的经脉（包括经穴和经外奇穴）。

（2）请写出所选穴位的归经和取穴方法。

（3）简述取穴依据。

参考答案

一、选择题

（一）A₁型题

1. B 2. E 3. D 4. D 5. D 6. B 7. E 8. B 9. B 10. A 11. D 12. D 13. D
14. E 15. D 16. B 17. B 18. B 19. D 20. E 21. A 22. D 23. D 24. A
25. D 26. C 27. C 28. A 29. C 30. D 31. E 32. B 33. C 34. C 35. C

（二）A₂型题

1. C 2. A 3. E 4. A 5. D

（三）B型题

1. A 2. C 3. D 4. C 5. A 6. D 7. B 8. B 9. C 10. C 11. D 12. E 13. D
14. A 15. A 16. B 17. D 18. C 19. A 20. B

（四）X型题

1. BD 2. ABC 3. ABCD 4. BCD 5. ABCD

二、名词解释

1. 一源三歧：是指任、督、冲三脉皆起于胞中，同出会阴而异行。
2. 经络：是气血运行的通道，是脏腑与体表及全身各部的联系通道。
3. 郄穴：是各经脉在四肢部经气深聚的部位，郄与"隙"通，是空隙、间隙的意思。
4. 拇指同身寸：即以患者拇指指间关节之宽度为1寸。
5. 肺系：指气管、喉咙。系，系带、悬系的意思。

三、简答题

1. 请写出《灵枢·经脉》中足太阳膀胱经循行原文。

答：膀胱足太阳之脉，起于目内眦，上额，交巅。

其支者，从巅至耳上角。其直者，从巅入络脑，还出别下项，循肩髆内，挟脊抵腰中，入循膂，络肾，属膀胱。

其支者，从腰中，下挟脊，贯臀，入腘中。

其支者，从髆内左右别下贯胛，挟脊内，过髀枢，循髀外后廉下合腘中，以下贯腨内，出外踝之后，循京骨至小指外侧。

2. 试述十二经脉在四肢部的分布规律。

答：四肢内侧面为阴，外侧面为阳。手足阴经分布于四肢的内侧，手足阳经分布于四肢的外侧。以大指向前、小指向后的体位描述，十二经脉在四肢的分布规律是：太阴、阳明在前，厥阴、少阳在中（侧），少阴、太阳在后。在小腿下半部及足部，足厥阴有例外的曲折、交叉情况，即排列于足太阴之前，至内踝上八寸处再交叉到足太阴之后而循行于足太阴和足少阴之间。

如手三阴经分布于上肢的内侧，其中，上肢内侧面前缘及大指桡侧端为手太阴，上肢内侧面中间及中指掌面为手厥阴，上肢内侧面后缘及小指桡侧端为手少阴；手三阳经与之对应分布于上肢的外侧。

足三阴经分布于下肢的内侧。其中，大趾内侧端及下肢内侧面中间转至前缘为足太阴，大趾外侧端及下肢内侧面前缘转至中间为足厥阴，小趾下经足心至下肢内侧面后缘为足少阴。足三阳经则分别对应分布于下肢的外侧前缘、中间及后缘。

四、论述题

为什么说督脉为"阳脉之海"？

答：督脉主干行于背部正中，入属于脑。"脑为元神之府""头为诸阳之会"，背部属阳；另一方面各阳经均交会于督脉，如：手、足三阳经交会于大椎；阳维脉交会于风府、哑门。因此，称督脉为"阳脉之海"。正如滑伯仁《十四经发挥》所言："督之为言都也，行背部之中行，为阳脉之都纲。"

五、病案分析题

参考答案：
（1）选穴：关元、中极、气海、膀胱俞、肾俞、命门、太溪、三阴交、足三里等。
（2）归经、定位（略，根据实际穴位确定）。
（3）取穴依据：关元、气海为任脉与足三阴经交会穴，培补元气，固摄下元；中极、膀胱俞为膀胱之俞募配穴，可振奋膀胱气化功能；三阴交为足三阴经交会穴，可通调肝、脾、肾三经经气，健脾益气，益肾固本而止遗尿；足三里和胃健脾益气；肾俞、命门、太溪补益肾气。

模拟试卷二 ▷▷▷

一、选择题（共70分）

（一）A₁型题（每题1分，共35分）

1. 命门穴旁开3寸为（　　）。
   A. 腰阳关　　　　　　B. 关元俞　　　　　　C. 肾俞
   D. 秩边　　　　　　　E. 志室

2. "别入腘中，其一道下尻五寸，别入于肛"的循行属于（　　）。
   A. 足太阴经经别　　　B. 足少阴经经别　　　C. 足少阳经经别
   D. 足太阳经经别　　　E. 足厥阴经经别

3. 十二经脉中，循行至心的经脉有（　　）。
   A. 2条　　　　　　　B. 3条　　　　　　　C. 4条
   D. 5条　　　　　　　E. 6条

4. 在八脉交会穴中，与后溪相配用于治疗目内眦、项、耳及肩胛部疾病的穴位是（　　）。
   A. 照海　　　　　　　B. 列缺　　　　　　　C. 足临泣
   D. 申脉　　　　　　　E. 公孙

5. 下列不属于八会穴的是（　　）。
   A. 章门　　　　　　　B. 膈俞　　　　　　　C. 阳陵泉
   D. 悬钟　　　　　　　E. 天宗

6. 属于手太阳经穴位的是（　　）。
   A. 肩髃　　　　　　　B. 肩井　　　　　　　C. 肩髎
   D. 肩贞　　　　　　　E. 巨骨

7. 位于腕背侧远端横纹上5寸的是（　　）。
   A. 支正和偏历　　　　B. 支正和温溜　　　　C. 温溜和三阳络
   D. 温溜和偏历　　　　E. 孔最和三阳络

8. 手太阳小肠经与足太阳膀胱经衔接于（　　）。
   A. 瞳子髎　　　　　　B. 听宫　　　　　　　C. 攒竹
   D. 丝竹空　　　　　　E. 睛明

9. 下列说法**错误**的是（　　）。

A. 足太阳经主筋所生病　　　B. 足少阴经主肾所生病

C. 手厥阴经主脉所生病　　　D. 手太阳经主津所生病

E. 手少阳经主气所生病

10. 下列经脉与鼻有联系的是（　　　）。

A. 手少阳三焦经　　　　　B. 手太阴肺经　　　　　　C. 手太阳小肠经

D. 足少阳胆经　　　　　　E. 足少阴肾经

11. 以下穴位中，既是络穴，又是八脉交会穴的是（　　　）。

A. 合谷　　　　　　　　　B. 足临泣　　　　　　　　C. 丰隆

D. 后溪　　　　　　　　　E. 公孙

12. 在前臂后区，腕背横纹上 1 寸，尺骨头桡侧凹陷中穴位是（　　　）。

A. 阳谷　　　　　　　　　B. 养老　　　　　　　　　C. 腕骨

D. 中泉　　　　　　　　　E. 会宗

13. 位于腋中线上，当第 6 肋间隙处的穴位是（　　　）。

A. 章门　　　　　　　　　B. 期门　　　　　　　　　C. 府舍

D. 大包　　　　　　　　　E. 极泉

14. 下列井穴中距趾甲根角内侧 0.1 寸的穴位是（　　　）。

A. 隐白　　　　　　　　　B. 大敦　　　　　　　　　C. 至阴

D. 窍阴　　　　　　　　　E. 厉兑

15. 对妇科疾病有广泛治疗作用的穴位是（　　　）。

A. 曲池　　　　　　　　　B. 三阴交　　　　　　　　C. 足三里

D. 冲阳　　　　　　　　　E. 公孙

16. 下列各穴中，需张口取之的是（　　　）。

A. 上关　　　　　　　　　B. 地仓　　　　　　　　　C. 下关

D. 听宫　　　　　　　　　E. 承浆

17. 下列腧穴中，孕妇应该禁针的是（　　　）。

A. 曲池　　　　　　　　　B. 肩井　　　　　　　　　C. 肩贞

D. 大椎　　　　　　　　　E. 足三里

18. 心的募穴是（　　　）。

A. 膻中　　　　　　　　　B. 中脘　　　　　　　　　C. 中府

D. 京门　　　　　　　　　E. 巨阙

19. 根据《灵枢·九针十二原》"五脏有疾也，当取之十二原"，若肺有疾则可取
（　　　）。

A. 太渊　　　　　　　　　B. 中府　　　　　　　　　C. 肺俞

D. 神门　　　　　　　　　E. 大陵

20. 心经、小肠经、大肠经的共同病候是（　　　）。

A. 喉痹　　　　　　　　　B. 嗌肿　　　　　　　　　C. 腋肿

D. 目黄　　　　　　　　　E. 面赤

21. "嗌干，心痛，渴而欲饮"的病候属于（　　）。

　　A. 手太阴肺经　　　　　　B. 手厥阴心包经　　　　C. 足阳明胃经

　　D. 手少阴心经　　　　　　E. 足少阴肾经

22. 《针经》是指（　　）。

　　A.《难经》　　　　　　　　B.《素问》　　　　　　　C.《灵枢》

　　D.《针灸大成》　　　　　　E.《针灸甲乙经》

23. 可治疗腰脊强痛的穴位是（　　）。

　　A. 兑端　　　　　　　　　　B. 素髎　　　　　　　　C. 水沟

　　D. 承浆　　　　　　　　　　E. 印堂

24. 治疗痰证，下列穴位宜首选（　　）。

　　A. 足三里　　　　　　　　　B. 丰隆　　　　　　　　C. 阴陵泉

　　D. 合谷　　　　　　　　　　E. 列缺

25. 不在同一水平线上的穴位是（　　）。

　　A. 大杼、陶道　　　　　　　B. 至阳、膈俞　　　　　C. 命门、志室

　　D. 悬枢、胃仓　　　　　　　E. 中枢、阳纲

26. 在下列的腧穴中，**不全**是五输穴的是（　　）。

　　A. 少商、鱼际、太渊、经渠、尺泽

　　B. 厉兑、内庭、陷谷、解溪、足三里

　　C. 少泽、前谷、后溪、养老、小海

　　D. 大敦、行间、太冲、中封、曲泉

　　E. 至阴、通谷、束骨、昆仑、委中

27. 下列属于俞募配穴的是（　　）。

　　A. 肺俞、大杼　　　　　　　B. 胃俞、中脘　　　　　C. 大肠俞、关元俞

　　D. 脾俞、大横　　　　　　　E. 肾俞、命门

28. 肩胛下角约平（　　）。

　　A. 第 6 胸椎棘突　　　　　　B. 第 7 胸椎棘突　　　　C. 第 8 胸椎棘突

　　D. 第 9 胸椎棘突　　　　　　E. 第 10 胸椎棘突

29. 与肚脐**不在**同一水平的是（　　）。

　　A. 带脉　　　　　　　　　　B. 中注　　　　　　　　C. 肓俞

　　D. 大横　　　　　　　　　　E. 天枢

30. 下列井穴中具有催乳功能的是（　　）。

　　A. 中冲　　　　　　　　　　B. 少冲　　　　　　　　C. 关冲

　　D. 少府　　　　　　　　　　E. 少泽

31. 下列穴位中治疗痛经应首选（　　）。

　　A. 上髎　　　　　　　　　　B. 次髎　　　　　　　　C. 中髎

　　D. 下髎　　　　　　　　　　E. 中极

32. 可治疗鼻塞不闻香臭的穴位是（　　）。

A. 合谷   B. 禾髎   C. 巨髎

D. 迎香   E. 颧髎

33. 入发际 0.5 寸的穴位是（　　　）。

A. 上星   B. 曲差   C. 目窗

D. 颔厌   E. 角孙

34. 现存最早、最系统的针灸学专著是（　　　）。

A.《足臂十一脉灸经》   B.《阴阳十一脉灸经》   C.《灵枢经》

D.《针灸甲乙经》   E.《明堂孔穴针灸治要》

35. 现定十四经穴数目为（　　　）。

A. 160 个   B. 349 个   C. 354 个

D. 361 个   E. 362 个

（二）A₂ 型题 （每题1分，共5分）

1. 肿瘤患者放化疗后恶心呕吐，疲乏无力，脘腹胀满，大便秘结，白细胞及血小板计数减少，治疗宜取（　　　）。

A. 足三里   B. 肾俞   C. 太冲

D. 下巨虚   E. 心俞

2. 患者，男，70 岁，善忘迟钝，神情淡漠，寡言少语。治疗宜取（　　　）。

A. 水沟   B. 内关   C. 合谷

D. 百会   E. 胃俞

3. 患者，女，25 岁，近日工作压力大，心情郁怒突发耳鸣，耳聋。除耳周穴，治疗应首选（　　　）。

A. 太溪，肾俞   B. 中渚，侠溪   C. 曲池，合谷

D. 气海，足三里   E. 丰隆，阳陵泉

4. 患者，男，40 岁。素有痔疮，近日因嗜食辛辣食物，致肛门处肿胀，疼痛，便时出血。治疗宜取（　　　）。

A. 百会   B. 合谷   C. 足三里

D. 内关   E. 承山

5. 患者，男，51 岁，尿滴沥不尽，腰膝酸软，头晕耳鸣，性功能障碍。舌淡，苔薄白，脉细弱。治疗应首选（　　　）。

A. 百会   B. 大椎   C. 至阳

D. 命门   E. 水沟

（三）B 型题 （每题1分，共20分）

A. 曲泽，天井   B. 阴郄，孔最   C. 小海，外丘

D. 通里，飞扬   E. 偏历，温溜

1. 均为络穴的是　　答案：（　　　）。

2. 均为郄穴的是　答案：（　　）。

   A. 列缺配太渊　　　　　B. 巨阙配心俞　　　　　C. 天枢配胃俞
   D. 神门配通里　　　　　E. 太渊配偏历

3. 属于俞募配穴法的是　答案：（　　）。

4. 属于原络配穴法的是　答案：（　　）。

   A. 太渊，通里，大陵　　B. 阳池，间使，阳溪　　C. 阳谷，阳溪，阳池
   D. 太渊，神门，间使　　E. 太渊，大陵，神门

5. 均位于腕掌侧远端横纹的是　答案：（　　）。

6. 均位于腕背侧远端横纹的是　答案：（　　）。

   A. 天府　　　　　　　　B. 天枢　　　　　　　　C. 中脘
   D. 大横　　　　　　　　E. 梁门

7. 大肠的募穴是　答案：（　　）。

8. 胃的募穴是　答案：（　　）。

   A. 足太阴脾经　　　　　B. 手太阴肺经　　　　　C. 手少阴心经
   D. 足少阴肾经　　　　　E. 足厥阴肝经

9. "……从肺出络心，注胸中"的经脉是　答案：（　　）。

10. "……复从胃别上膈，注心中"的经脉是　答案：（　　）。

   A. 井　　　　　　　　　B. 荥　　　　　　　　　C. 输
   D. 经　　　　　　　　　E. 合

11. 五输穴中，所溜为　答案：（　　）。

12. 五输穴中，所注为　答案：（　　）。

   A. 18 寸　　　　　　　　B. 16 寸　　　　　　　　C. 14 寸
   D. 13 寸　　　　　　　　E. 12 寸

13. 根据骨度分寸，臀沟至腘横纹是　答案：（　　）。

14. 根据骨度分寸，腕掌（背）侧远端横纹至肘横纹是　答案：（　　）。

   A. 皇甫谧　　　　　　　B. 孙思邈　　　　　　　C. 葛洪
   D. 徐凤　　　　　　　　E. 王惟一

15. 《针灸甲乙经》的作者是　答案：（　　）。

16. 《针灸大全》的作者是　答案：（　　）。

A. 天髎　　　　　　　B. 巨髎　　　　　　　C. 颧髎

D. 耳和髎　　　　　　E. 瞳子髎

17. 属足少阳胆经的是　　答案：（　　　）。

18. 属手太阳小肠经的是　　答案：（　　　）。

A. 气海　　　　　　　B. 血海　　　　　　　C. 髓海

D. 水谷之海　　　　　E. 十二经之海

19. 脑为　　答案：（　　　）。

20. 膻中为　　答案：（　　　）。

（四）　X 型题　（每题2分，共10分）

1. 下列叙述正确的是（　　　）。

A. 肺经与大肠经在大拇指衔接

B. 脾经与心经在心中衔接

C. 小肠经与膀胱经在目外眦衔接

D. 大肠经与胃经在鼻旁衔接

E. 膀胱经与肾经在小趾衔接

2. 下列穴中相距 3 寸的是（　　　）。

A. 足三里—下巨虚　　　B. 关元—神阙　　　　C. 印堂—神庭

D. 厥阴俞—膈俞　　　　E. 上廉—曲池

3. 属于八脉交会穴配穴法的是（　　　）。

A. 公孙—内关　　　　　B. 列缺—足三里　　　C. 后溪—申脉

D. 冲阳—公孙　　　　　E. 外关—足临泣

4. 位于任脉上的募穴有（　　　）。

A. 中极　　　　　　　　B. 石门　　　　　　　C. 关元

D. 神阙　　　　　　　　E. 中脘

5. 位于内踝或外踝上 5 寸的穴位有（　　　）。

A. 筑宾　　　　　　　　B. 蠡沟　　　　　　　C. 阳交

D. 外丘　　　　　　　　E. 光明

二、名词解释（每题1分，共5分）

1. 𩩲

2. 十五络穴

3. 下合穴

4. 一夫法

5. 目系

三、简答题（共 10 分）

1. 请写出《灵枢·经脉》中手阳明大肠经循行原文。（5 分）
2. 根据内关穴的特定穴属性，简述其功能与主治。（5 分）

四、论述题（5 分）

试述风池穴既能祛外风，又能息内风的理论依据及临床应用。

五、病案分析题（10 分）

患者，男，19 岁。昨日与同学聚餐，今日出现大便次数明显增多，肛门灼热，腹痛，喜饮，苔黄腻，脉濡数。诊断为泄泻（湿热伤中）。

请针对患者情况，结合拟定的治疗原则，写出针灸处方。要求：

（1）写出至少 4 个以上的穴位，且来自至少 4 条不同的经脉（包括经穴和经外奇穴）。

（2）请写出上述穴位的归经和取穴方法。

（3）简述取穴依据。

参考答案

一、选择题

（一）A_1 型题

1. E 2. D 3. C 4. D 5. E 6. D 7. B 8. E 9. D 10. C 11. E 12. B 13. D
14. A 15. B 16. D 17. B 18. E 19. A 20. D 21. D 22. C 23. C 24. B
25. D 26. C 27. B 28. B 29. B 30. E 31. B 32. D 33. B 34. D 35. E

（二）A_2 型题

1. A 2. D 3. B 4. E 5. D

（三）B 型题

1. D 2. B 3. B 4. E 5. E 6. C 7. B 8. C 9. D 10. A 11. B 12. C 13. C
14. E 15. A 16. D 17. E 18. C 19. C 20. A

（四）X 型题

1. BDE 2. ABE 3. ACE 4. ABCE 5. ABE

二、名词解释

1. 衇：是"脉"的异体字，血管之意。

2. 十五络穴：络脉由经脉分出之处各有一个腧穴，称络穴。十二经在肘膝关节以下各有一络穴，加上躯干前的任脉络穴、躯干后的督脉络穴和躯干侧的脾之大络，合称十五络穴。

3. 下合穴：即六腑下合穴，是六腑之气下合于足三阳经的六个腧穴。

4. 一夫法：以患者第 2~5 指并拢时，中指近侧指间关节横纹水平的 4 指宽度为 3 寸，称"一夫法"。

5. 目系：眼后内连于脑的组织。

三、简答题

1. 请写出《灵枢·经脉》中手阳明大肠经循行原文。

答：大肠手阳明之脉，起于大指次指之端，循指上廉，出合谷两骨之间，上入两筋之中，循臂上廉，入肘外廉，上臑外前廉，上肩，出髃骨之前廉，上出于柱骨之会上，下入缺盆，络肺，下膈，属大肠。

其支者，从缺盆上颈，贯颊，入下齿中；还出挟口，交人中——左之右、右之左，上挟鼻孔。

2. 简述内关穴的功能主治。

答：内关为手厥阴心包经络穴，有通心调神，和胃降逆，行气止痛等功效。它是治疗心、胸、胃、神志病的常用穴；又为八脉交会穴，通阴维脉。阴维脉病，易出现心痛、胃痛、胸腹痛等里症，所以又说"阴维为病苦心痛"。故内关穴主要用于四方面疾病的治疗：①心悸，心痛，胸闷；②胃痛，呕吐，呃逆；③癫狂痫；④肘臂挛痛。若内关与其他穴位配合则治疗范围更广泛，如与合谷、液门相配治疗手指麻木，与神门相配治疗失眠等。

四、论述题

试述风池穴既能祛外风，又能息内风的理论依据。

答：风池穴是足少阳胆经的腧穴，又是足少阳经与阳维脉之交会穴。阳维脉维系诸阳经，主表。故风池穴具有疏风解表之功，可治疗恶寒、发热、头痛、鼻塞等外感表证。灸风池穴还可预防感冒。

风池穴位于头项部，是风邪易于汇集之处，为风邪入脑之要冲。可通经络、息内风、清头明目，以治疗肝风内动之半身不遂、口眼㖞斜、目痛、耳鸣、耳聋、动摇震颤等病症。故针灸风池穴既能祛外风，又能息内风。

五、病案分析题

参考答案：

（1）神阙、天枢、上巨虚、大肠俞、阴陵泉、曲池、内庭等。

（2）归经、定位（略）。

（3）神阙为局部选穴，用灸法既可温阳散寒除湿，又可清利湿热，为治疗泄泻的要穴。本病病位在大肠，故取大肠募穴天枢、背俞穴大肠俞，俞募相配，与大肠下合穴上巨虚合用，调理肠腑而止泻。针对脾虚湿盛的病机，取脾经合穴阴陵泉，健脾化湿。曲池为大肠经合穴，"合主逆气而泄"；内庭为胃经荥穴，两穴可清热通腑。